口腔正畸学

（修订版）

主　　编　赖文莉

主编助理　简　繁

编　　者　（按照姓氏拼音为序）

陈建伟　段沛沛　方　婕　郭永文

何姝姝　简　繁　金　樱　经　典

赖文莉　李沛霖　李晓龙　廖　文

龙　虎　舒　田　野　睿　王　艳

徐　晖　薛超然　叶　瑞　易俭如

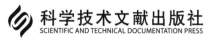
科学技术文献出版社
SCIENTIFIC AND TECHNICAL DOCUMENTATION PRESS

·北京·

图书在版编目（CIP）数据

口腔正畸学 / 赖文莉主编. —修订版. —北京：科学技术文献出版社，2023.4
ISBN 978-7-5189-8605-7

Ⅰ.①口… Ⅱ.①赖… Ⅲ.①口腔正畸学 Ⅳ.① R783.5

中国版本图书馆 CIP 数据核字（2021）第 230459 号

口腔正畸学（修订版）

策划编辑：薛士滨　　责任编辑：钟志霞　周可欣　　责任校对：张吲哚　　责任出版：张志平

出　版　者	科学技术文献出版社
地　　　址	北京市复兴路15号　邮编 100038
编　务　部	（010）58882938，58882087（传真）
发　行　部	（010）58882868，58882870（传真）
邮　购　部	（010）58882873
官 方 网 址	www.stdp.com.cn
发　行　者	科学技术文献出版社发行　全国各地新华书店经销
印　刷　者	北京地大彩印有限公司
版　　　次	2023 年 4 月第 1 版　2023 年 4 月第 1 次印刷
开　　　本	787×1092　1/16
字　　　数	269千
印　　　张	9
书　　　号	ISBN 978-7-5189-8605-7
定　　　价	26.00元

再版前言

    《口腔正畸学》是科学技术文献出版社 2005 年出版的考试辅导系列的一本参考书，内容梳理教材知识体系，精讲难点重点考点，揭示华西命题规律。当时出版后深受医学生们的欢迎，几乎成为各级口腔专业学生的必买参考书。

    口腔正畸学是一门发展日新月异的学科。近二十年来，矫治材料发展迅猛，带动了定制式唇侧矫治技术、隐形矫治技术、舌侧矫治技术等数字化诊疗技术的迅猛发展。原 2005 年出版的《口腔正畸学》已经不能满足目前的教学需求，因此，我们组织华西口腔医学院正畸科的青年才俊们，在熟读消化最新版本科教材的基础上，修订编撰了这本《口腔正畸学》，目的是系统梳理口腔正畸学基础知识、临床诊断、各类矫治技术及多学科交叉融合的矫治特点等，口腔正畸学各个部分的知识点（含重点和难点），并提供各种类型的考题和答案，帮助各级各类医学生和口腔临床医生，复习应对各类考试，提高自己的正畸临床诊断水平和治疗技能，更好地为广大患者服务。

    本参考书内容与本科教材逻辑统一，一一对应，希望对大家有所帮助。恳请读者批评指正。

目　　录

第一章 绪 论

一、教学内容和目的要求

1. 教学内容

（1）正畸学的概念，错殆畸形的临床表现、患病率、危害性、矫治方法和常用矫治器。
（2）错殆畸形矫治的标准和目标。
（3）国内外正畸学的发展概况。

2. 目的要求

（1）掌握错殆畸形的临床表现及危害性。
（2）熟悉矫治方法和矫治器的分类。
（3）了解口腔正畸学研究的内容及发展概况。

二、重点和难点

1. 重点

（1）错殆畸形的临床表现
1）个别牙齿错位。
2）牙弓形态和牙齿排列异常。
3）牙弓、颌骨、颅面关系异常。
（2）局部危害性
1）影响牙颌面发育。
2）影响口腔健康。
3）影响口腔功能。
4）影响颜面美观。

2. 难点

区别各类错殆畸形的临床表现。

三、试题及参考答案

【名词解释】

1. 个别正常殆
2. 一般性矫治
3. 活动矫治器

【A 型题】

4. 错殆畸形矫治的标准

A. 理想正常殆　　　　　　　　B. 个别正常殆　　　　　　　　C. 标准正常殆

D. Angle 理想殆　　　　　　　E. Andrews 理想殆

5. 恒牙列期发病率最高的是下列哪类错殆

A. 安氏 Ⅰ 类错殆　　　　　　　B. 安氏 Ⅱ 类错殆　　　　　　C. 安氏 Ⅲ 类错殆

D. 开殆　　　　　　　　　　　E. 锁殆

6. 恒牙列期临床上最常用的矫治器是哪一种

A. 活动矫治器　　　　　　　　B. 功能矫治器　　　　　　　　C. 固定矫治器

D. 舌侧矫治器　　　　　　　　E. 以上所有类型矫治器

7. 以下哪位学者奠定了口腔正畸学的基础,使其成为口腔医学的分支学科

A. Angle　　　　　　　　　　B. Begg　　　　　　　　　　　C. Tweed

D. Andrews　　　　　　　　　E. Frankel

【B 型题】

请判断图 1-1 中个别牙齿错位的类型

A. 舌向　　　　　　　　　　　B. 唇向

C. 高位　　　　　　　　　　　D. 低位

E. 扭转

8. 图中"1"的牙齿错位类型

9. 图中"2"的牙齿错位类型

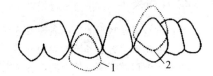

图 1-1　牙齿错位类型

【X 型题】

10. 错殆畸形的局部危害性

A. 影响牙颌面发育　　　　B. 影响口腔健康　　　　C. 影响口腔功能　　　　D. 影响颜面美观

【简答题】

11. 错殆畸形的临床表现。

12. 请简述错殆畸形的矫治目标。

【参考答案】

1. 个别正常殆:仅有轻微的错殆畸形,对口颌系统的生理活动无妨碍,这种正常范畴内的个体殆,彼此间不同,称之为个别正常殆。它不以形态为标准来判断,强调用功能标准来判断,因此,个别正常殆也可称之为生理殆。

2. 一般性矫治:是口腔正畸中最多见的对错殆畸形的矫治,可根据不同牙颌面畸形选用不同的矫治器,如可摘矫治器、功能矫治器、固定矫治器等。矫治方法比较复杂,应由口腔正畸医师进行矫治。

3. 活动矫治器:由卡环、邻间钩、基托、弹簧等固位和加力装置组成,患者可自行摘戴。

4. B　5. A　6. C　7. A　8. C　9. D　10. ABCD

11. ①个别牙齿错位:包括牙齿的唇向错位、颊向错位、舌向错位、腭向错位、近中错位、远中错位、高位、低位、扭转、易位、斜轴等。②牙弓形态和牙齿排列异常:牙弓狭窄、牙列拥挤、牙列间隙。③牙弓、颌骨、颅面关系异常:前牙反殆,下颌前突;前牙深覆盖,上颌前突;双颌前突;单侧反殆,颜面不对称;前牙深覆殆,面下 1/3 高度不足;前牙开殆,面下 1/3 高度增大。

12. 错殆畸形的矫治目标是平衡、稳定、美观。平衡是指形态和功能取得新的平衡和协调关系,前牙覆殆覆盖正常,磨牙关系中性,尖窝关系正常,颌间关系及颌面关系正常,口颌系统的功能恢复正常。稳定是指形态和功能的矫正效果必须稳定,不出现复发。美观作为矫治目标之一,是指随着牙颌面畸形的矫治,面部侧貌形态得到改善。

(金 樱)

第二章　颅颌面的生长发育

一、教学内容和目的要求

1. 教学内容

（1）生长发育的基本概念。
（2）出生前及出生后颅面的生长发育。
（3）上下颌骨的发育。
（4）牙列和殆的发育。
（5）颅颌面生长发育的预测。

2. 目的要求

（1）了解颅颌面生长发育与牙颌面畸形防治的关系。
（2）掌握颅颌面生长发育预测方式及青春期对牙颌畸形进行矫治的意义。
（3）区别诊断暂时性错殆畸形、牙源性错殆畸形与骨性错殆畸形。

二、重点和难点

1. 重点

（1）生长发育的基本概念。
（2）颌面部的增长快速期。
（3）生理学年龄的判断及青春期预测。

2. 难点

（1）生长区与生长中心的概念。
（2）下颌骨的生长旋转。
（3）生长型的概念和分类。

二、试题及参考答案

【名词解释】

1. 生长型（growth pattern）
2. 垂直生长型（vertical growth pattern）
3. 水平生长型（horizonal growth pattern）
4. 平均生长型（average of growth pattern）
5. 面部生长型（pattern of facial growth）
6. 生长区（growth site）
7. 生长和发育（growth and development）

8. 生长时间（growth timing）

9. 生长中心（growth center）

10. 生长变异（growth variability）

11. Hellman 牙龄ⅢA

12. Hellman 牙龄ⅢC

13. Hellman 牙龄ⅣA

14. 生理学年龄（physiological age）

15. 骨龄（skeletal age）

16. 生长间隙（growth space）

17. 灵长间隙（primate space）

【A 型题】

18. 常用的颅面分界线有

A. 1 个　　　　　　　　B. 2 个　　　　　　　　C. 3 个

D. 4 个　　　　　　　　E. 5 个

19. 颅底平面是指

A. SN 平面　　　　　　B. FH 平面　　　　　　C. N-Bolton 平面

D. N-Ba 平面　　　　　E. 以上均不对

20. 6 岁儿童脑、脊神经系统的生长发育可达到成人的

A. 40%　　　　　　　　B. 50%　　　　　　　　C. 60%

D. 90%　　　　　　　　E. 80%

21. 颅部和面部的容量比在出生时是

A. 8 : 1　　　　　　　　B. 6 : 1　　　　　　　　C. 4 : 1

D. 2 : 1　　　　　　　　E. 1 : 1

22. 颅部和面部的容量比在成人时是

A. 8 : 1　　　　　　　　B. 6 : 1　　　　　　　　C. 4 : 1

D. 2 : 1　　　　　　　　E. 1 : 1

23. 下面宽（下颌角间距），在第一恒磨牙萌出时期已完成

A. 70%　　　　　　　　B. 75%　　　　　　　　C. 80%

D. 85%　　　　　　　　E. 90%

24. 出生时钙化的软骨结合为

A. 蝶筛软骨结合　　　　B. 蝶颞软骨结合　　　　C. 蝶骨间软骨结合

D. 蝶枕软骨结合　　　　E. 筛颞软骨结合

25. 出生后面部的生长发育，长度、宽度和高度的增长，哪一项幅度最大

A. 长度　　　　　　　　B. 宽度　　　　　　　　C. 高度

D. 三者相同　　　　　　E. 以上均不对

26. 一般认为，面下部的深度增加 1 mm 时，相对的面中部的深度增加

A. 0.4 mm　　　　　　B. 0.6 mm　　　　　　C. 0.8 mm

D. 1.0 mm　　　　　　E. 1.2 mm

27. 有关面部生长发育的预测，下列说法错误的是

A. 以一些群体研究调查结果的测量值而得出的平均值，并非对每个个体都适合

B. 对于每个个体面部的生长量和方向，现已能准确预测

C. 面部生长发育的预测，将有助于诊断和治疗设计

D. 不同的地区、种族，应有不同的生长发育预测值

E. 目前，对于个体发育预测多使用某一年龄阶段的测量平均值来进行预测分析

28. 关于上颌骨的生长发育，下列说法错误的是

A. 上颌骨由第一鳃弓的上颌突、侧鼻突和中鼻突共同发育而成

B. 上颌骨主要是向下、向前及向外生长

C. 上颌骨的唇侧吸收陈骨，舌侧增生新骨

D. 在上颌结节后壁区增生新骨，增加上颌骨长度

E. 腭骨后缘有新骨增生，使长度增加

29. 下列关于下颌骨宽度的增长，说法正确的是

A. 下颌骨的外侧面吸收陈骨，内侧面增生新骨

B. 髁突随颞凹向侧方生长，可使下颌支宽度增加

C. 下颌骨前部在乳牙萌出后，宽度增加较多

D. 下颌尖牙间宽度在 11 岁以后还会增加

E. 以上均不正确

30. 关于颏部生长，下列说法错误的是

A. 灵长类中只有人才具有颏

B. 颏部的突出是由于颏的基底部和牙根尖部附近骨的增生

C. 颏隆起，从正畸学来讲，对侧面外形具有较大的意义

D. 颏在尖牙牙槽附近为增生，向内侧移动

E. 当颏结节部突出时，即使上颌前牙少许突出一点，侧面外貌还是和谐的

31. 由婴儿到成人，腭顶高度逐渐增加的原因是

A. 腭盖的表面增生新骨及鼻腔底面吸收陈骨

B. 腭盖的表面吸收陈骨及鼻腔底面增生新骨

C. 牙槽突的生长速度小于腭盖升高速度

D. 牙槽突的生长速度大于腭盖降低速度

E. 以上均不正确

32. 面颌肌肉的动力平衡中，与向后的动力有关的主要肌肉是

A. 颞肌　　　　　　　　　B. 翼外肌　　　　　　　　　C. 翼内肌

D. 咬肌　　　　　　　　　E. 唇肌

33. 上颌乳尖牙的近中和远中出现间隙称为

A. 生长间隙　　　　　　　B. 灵长间隙　　　　　　　C. 替牙间隙

D. 可用间隙　　　　　　　E. 必须间隙

34. 正常乳牙殆的特征是

A. 有剩余间隙　　　　　　　　B. 乳尖牙为远中关系　　　　C. 前牙覆盖深

D. 终末平面以垂直型及远中型为多　　　E. 以上均不正确

35. 不属于恒牙正常萌出顺序的是

A. 上颌：6→1→2→4→5→3→7　　　　B. 上颌：6→1→2→4→3→5→7

C. 下颌：6→1→2→4→3→5→7　　　　D. 上颌：6→1→2→3→4→5→7

E. 下颌：6→1→2→3→4→5→7

36. 替牙期间的暂时性错殆是

A. 多余牙导致上颌左右中切牙萌出早期，出现间隙

B. 上下恒切牙萌出早期，可出现前牙反殆

C. 上颌侧切牙初萌时，牙冠向近中倾斜

D. 上下颌第一恒磨牙建𬌗初期，为远中𬌗关系

E. 恒切牙萌出初期，出现轻度拥挤

37. 属于替牙期间的暂时性错𬌗是

A. 恒前牙反𬌗

B. 恒前牙萌出时，出现中度拥挤

C. 前牙开𬌗 1 mm

D. 上下恒切牙萌出早期，出现前牙深覆𬌗

E. 上下颌第一恒磨牙建𬌗初期，远中𬌗关系

38. Hellman 将牙齿的发育进度分为几期

A. 4   B. 5   C. 6

D. 7   E. 9

39. 乳磨牙脱落、后续前磨牙开始萌出期为

A. ⅡA   B. ⅡC   C. ⅢA

D. ⅢB   E. ⅢC

40. 第一恒磨牙开始萌出期为

A. ⅡA   B. ⅡC   C. ⅢA

D. ⅢB   E. ⅢC

41. 20 岁的正常成年人下颌角一般为

A. $100°\sim110°$ B. $120°\sim130°$ C. $130°\sim140°$

D. $140°\sim150°$ E. $150°\sim160°$

42. 由新生儿到成人，上颌骨的长度增长约为

A. 1.0 倍   B. 1.5 倍   C. 2.0 倍

D. 2.5 倍   E. 3.0 倍

43. 有关替牙间隙的作用及意义，下列说法正确的是

A. 上颌的替牙间隙大于下颌的替牙间隙

B. 替牙间隙在下颌单侧有 0.9~1 mm

C. 乳磨牙脱落后，上颌第一磨牙近中移动较下颌第一磨牙为多

D. 乳磨牙终末平面为垂直型的，不能建立恒磨牙的中性关系

E. 以上均不正确

44. 颈椎片上功能矫形治疗的最佳启动时机是

A. CVS1 阶段   B. CVS2 阶段   C. CVS3 阶段

D. CVS4 阶段   E. CVS5 阶段

45. 手腕骨片上功能矫形治疗的最佳启动时机是

A. F 阶段   B. FG 阶段   C. G 阶段

D. H 阶段   E. I 阶段

【X 型题】

46. 关于生长的概念，下列正确的有

A. 生长是指体积的增加

B. 生长是指数量的增加

C. 生长指组织增长的程度，表现为细胞脏器功能上的分化和完成的过程

D. 有细胞的增生和细胞间质的增加，出现形态上的体积增大

E. 生长和发育密切相关，实际上是同一个概念

47. 关于遗传和环境，下列描述中不正确的有

A. 是生物体的基本特性之一，在亲代子代之间存在着形态和结构上的相似点

B. 遗传就是亲子代的完全相同

C. 遗传对生长发育起决定作用

D. 环境是指出生后对生长发育有影响的各种条件

E. 季节、生活方式等不属于环境因素

48. 颅面部生长发育的研究方法

A. 人体组织测量法　　　　　　B. 种植体法　　　　　　C. 放射性同位素法

D. 组织切片法　　　　　　　　E. X 线头影测量法

49. 关于面部的生长发育，正确的描述有

A. 出生时面部以宽度最大，但出生后的增长以高度最大，深度次之，宽度最少

B. 面高度后部比前部增加量小

C. 面宽度与牙弓宽度间有相关关系

D. 与正畸学关系较大的是面深度

E. 面下部较面中部增长较多，面中部又较面上部增加较多，这是面部生长发育的一个重要原则

50. 请指出以下生长阶段中，哪些属于生长快速期

A. 出生—5、6 岁

B. 5、6 岁—{女性 10 岁左右 / 男性 12 岁左右}

C. {女性 10 岁左右 / 男性 12 岁左右}—{女性 14～16 岁 / 男性 16～18 岁}

D. {女性 14～16 岁 / 男性 16～18 岁}—{女性 18～20 岁 / 男性 24 岁左右}

E. {女性 18～20 岁 / 男性 24 岁左右}—成年

51. 颅面骨骼的发育方式有以下几种

A. 骨缝的间质增生　　　　　　B. 软骨的间质增生　　　　　　C. 软骨的表面增生

D. 骨的间质增生　　　　　　　E. 骨的表面增生

52. 婴儿颅面部的主要透明软骨分布区集中在

A. 颅中部　　　　　　　　　　B. 颅底部　　　　　　　　　　C. 眶部

D. 鼻部　　　　　　　　　　　E. 下颌髁突软骨表面

53. 常用的颅面分界平面有

A. 面横平面

B. 颅底线（平面）

C. 左右眶下缘最低点至左右外耳道下缘最低点的连线所形成一个平面

D. Frankfort 平面

E. Bolton - 鼻根点平面

54. 颅底软骨结合包括

A. 蝶筛软骨结合　　　　　　　B. 蝶颞软骨结合　　　　　　　C. 蝶骨间软骨结合

D. 筛颞软骨结合　　　　　　　E. 蝶枕软骨结合

55. 面颌肌肉的动力平衡中，与向前动力有关的肌肉是

A. 颞肌　　　　　　　　　　　B. 翼外肌　　　　　　　　　　C. 翼内肌

D. 咬肌　　　　　　　　　　　E. 唇肌

【填空题】

56. _____对生长发育起决定性作用。

57. 从脏器或组织系统的发育过程来看，可以分为_____型、_____型、_____型和_____型。与口腔正畸学密切相关的为_____型和_____型。

58. 从出生到5、6岁为生长_____期，之后为生长_____期，直到青春发育期，男性青春期为_____岁，女性青春期为_____岁。之后进入生长_____期，至男性_____岁，女性_____岁左右，生长发育完成。

59. 面部发育可以理解成两个_____突，两个_____突，两个_____突和一个_____突的生长分化联合。也就是说，面部是由_____和_____共同发育而成的。

60. 颅面骨骼的三种发育方式：_____，_____，_____。

61. 颅底的生长发育主要由_____，_____和_____进行。

62. 头影测量中，常用的颅底部分以_____点为中心，向前与_____点连线称为前颅底，向后与_____点连线称为后颅底。

63. 与上颌骨长度增长相关的四条骨缝是_____、_____、_____和_____。

【简答题】

64. 简述颅面部生长发育的特点。

65. 简述颌面部增长的几个快速期。

66. 简述牙龄分期及其意义。

67. 简述建𬌗的动力平衡。

68. 怎样判断一个患者是否进入生长高峰期？

69. 简述 leeway space 的作用。

70. 面部生长型表现在哪几个方面？

71. 试举三种判断面部生长型的指标。

72. 什么是颅颌面代偿性生长？

73. 简述下颌骨的生长旋转。

74. 混合牙列期可能出现哪些暂时性错𬌗？

【参考答案】

1. 生长型 Growth pattern：生长型包含三方面的内容：①生长型是反映身体各部分在生长发育过程中的空间比例变化；②身体所有组织器官的生长速度不一致；③生长型可以预测。

2. 垂直生长型 Vertical growth pattern：下颌的生长方向为后下旋转生长，颏顶点明显向下后移位，上颌和上下牙槽突的垂直生长大于关节窝和髁突的生长。多表现为长面型，有开𬌗趋势。

3. 水平生长型 Horizonal growth patter：下颌的生长向闭合方向旋转，颏顶点明显向前上移位，上颌和上下牙槽突的垂直生长小于关节窝和髁突的生长。多表现为短面型，有深覆𬌗趋势。

4. 平均生长型 Average of growth pattern：下颌颏点沿 Y 轴向前下生长。其关节窝的下降及髁突的垂直生长与上颌体及上牙槽突的垂直向下移动、下牙槽突的向上移动生长是平衡协调的。面形多为正常。

5. 面部生长型 Pattern of facial growth：面部生长型表现在三方面：①同一种族的个体，有类似的生长型；②同一家族的成员，有类似的面部生长型；③同一个体，不同年龄阶段的面部生长型是一致的，有其连续性。

6. 生长区 Growth site：生长区是指在骨的发育过程中，生长场的沉积和吸收活动并不是按同一速度进行的，那些生长较快，生长活动更活跃的区域就称为生长区，如上颌结节、髁突、牙槽和骨缝区。

7. 生长和发育 Growth and development：生长是指体积或数量的增加，有细胞的增生和细胞间质的增加，出现形态上的体积增大。发育是指组织增长的程度，表现为细胞脏器功能上的分化和完成的过程。

8. 生长时间 Growth timing：生长发育有明显的时间变异。人类青春期快速生长的时间变异表现得特别明显：一些个体生长快，成熟早；另一些个体生长慢，成熟晚。因此，由于生长时间的变异，年龄不应作为判断生长状态的准确指征，而使用发育龄更为准确。

9. 生长中心 Growth center：生长中心是受遗传控制，独立进行生长的生长区。

10. 生长变异 Growth variability：每一个体在生长发育的过程中都可能产生一定程度的变异，称为生长变异。

11. Hellman 牙龄ⅢA：所有第一恒磨牙及前牙萌出完成期。

12. Hellman 牙龄ⅢC：第二恒磨牙萌出开始期。

13. Hellman 牙龄ⅣA：第二恒磨牙萌出完成期。

14. 生理学年龄 Physiological Age：除年龄以外，骨龄、牙龄、第二性征及形态学年龄等指标可以更客观地反映个体生长发育特点，为生理学年龄，简称生理龄。

15. 骨龄 Skeletal Age：骨龄评估是基于骨骼系统中一些代表性的成熟标志，进而判断患者生长潜力的方法。根据骨骼 X 线影像中骨化中心出现、成熟过程及骨骺和干骺端融合过程加以判断。口腔正畸时，常用手腕骨片中指中间指骨的钙化及融合、改良颈椎分期法判断个体骨龄。

16. 生长间隙 Growth Space：乳牙列间隙一般在 3～6 岁时出现在儿童的前牙部分，称为生长间隙。其原因主要是颌骨生长发育，使得乳牙的牙量小于骨量。

17. 灵长间隙 Primate Space：位于上颌乳切牙与乳尖牙之间，下颌乳尖牙和乳第一磨牙之间的间隙，称为灵长间隙。

18. B　19. C　20. D　21. A　22. D　23. D　24. C　25. C　26. B　27. B　28. C　29. B　30. B　31. D　32. E　33. B　34. E　35. D　36. E　37. D　38. E　39. D　40. B　41. B　42. D　43. E　44. B　45. B　46. ABD　47. BE　48. ABCDE　49. ADE　50. AC　51. ABCE　52. BDE　53. ABDE　54. ACE　55. ABCD

56. 遗传

57. 一般　神经系　性器官　淋巴系　一般　神经系

58. 快速　缓慢　12～16　10～14　缓慢　24　20

59. 上颌　下颌　侧鼻　中鼻　额突　第一鳃弓

60. 软骨的间质及表面增生　骨缝的间质增生　骨的表面增生

61. 蝶筛软骨联合　蝶骨间软骨联合　蝶枕软骨联合

62. 蝶鞍 S　鼻根 N　颅底 Ba

63. 额颌缝　颧颌缝　颞颧缝　翼腭缝

64. 颅面部生长发育的特点：①面部的生长型，在儿童发育的最早期即已确定。②在增长过程中，各点均按直线方向推进。③鼻腔底、牙弓颌面、下颌体下缘三者与 Bolton 平面将保持恒定不变的角度。④与蝶鞍中心点通过上颌第一恒磨牙到颏部所画的直线，代表面部向前向下增长的综合方向。⑤上颌第一恒磨牙的位置变异较少，相对恒定。⑥头颅增长速度随年龄递减。

65. 颌面部增长的几个快速期：颌面部的增长与身体一致，但是和牙的萌出有关，因人而异，略有出入。第一快速期：3 周至 7 月龄，乳牙萌。第二快速期：4～7 岁，第一磨牙萌出。第三快速期：11～13 岁，第二磨牙萌出。第四快速期：16～19 岁，第三磨牙萌出

66. 牙龄分期及其意义：Hellman 按牙齿发育进度划分为以下几个阶段：Ⅰ　乳牙殆完成前期；ⅡA　乳牙殆完成期；ⅡC　第一恒磨牙萌出开始期；ⅢA　所有第一恒磨牙及前牙萌出完成期；ⅢB　乳磨牙脱落，后继双尖牙萌出开始期；ⅢC　第二恒磨牙萌出开始期；ⅣA　第二恒磨牙萌出完成期；ⅣC　第三恒磨牙萌出开始期；ⅤA　第三恒磨牙萌出完成期。

使用牙龄、骨龄等生理龄，可以较准确地判断生长发育的阶段，对于难以用年龄描述的个体和发育阶

段，直接用牙龄即可进行表达。

67. 正常𬌗的建立除依靠牙的正常发育萌出排列外，还有赖于面颌肌的动力平衡。作用于牙弓前后，内外的所有肌力的平衡是十分重要的。

（1）前后向动力平衡：咀嚼力有推动上下牙弓向前发育的作用，舌肌也有此作用。牙长轴微向前方倾斜，通过牙的斜面产生向前的合力，有使牙体向前方移动的可能，咬合力也助长了这一向前移动的作用。口周肌等直接加于上下前牙，通过触点传导至全牙弓，又通过咬合传导至上下牙齿，使同颌牙经常保持紧密而相互的邻接而相互支持，借助于斜面关系使上下牙弓相互稳定，保持一定形状。

（2）内外的动力平衡：牙弓在内侧舌肌、外侧唇颊肌的两种肌力作用下，维持一定的宽度和大小。在正常的前后向动力平衡下，牙弓可以适当向前发育，使颌不至前突或后缩，同时也促进牙弓向侧方发育。在正常的内外动力平衡下，牙弓宽度可以适当发育，不至过宽或过窄。

（3）垂直向的动力平衡：开口肌和闭口肌的动力平衡对维持牙槽高度的正常发育起到一定的作用，避免产生深覆𬌗或开𬌗。

68. 根据以下几点来判断一个患者是否进入生长高峰期。①身高和体重的生长情况。②第二性征发育情况：月经初潮表明女孩生长高峰已过约17个月。③手腕X线片检查：Grave判断指标的国内研究结果表明，女孩11~13岁，男孩14~15岁进入生长发育高峰阶段。Hagg研究表明，中指中间指骨的骨骺钙化为FG阶段是功能矫形开始的最适期。

69. 乳尖牙及第一、二乳磨牙的牙冠宽度之和，比替换后的恒尖牙和双尖牙大，这个差称为替牙间隙，即leeway space。在上颌单侧有0.9~1 mm，下颌单侧有1.7~2 mm间隙。利用这些间隙，可以使终末平面为垂直型的牙列，替牙后能够建立恒磨牙的中性关系。

70. 面部生长型表现在：同一种族的个体，有类似的生长型；同一家族中的成员，有类似的面部生长型；同一个体，不同年龄阶段的面部生长型是一致的。

71. ①后面高/前面高。②下颌角。③下颌平面角。

72. 正常𬌗的颅面整体结构与功能是平衡的，但是构成颅面各组成部分的解剖形态、结构和大小，并不完全协调一致。这种不协调现象往往需要各组成部分之间发生代偿生长，使颅面复合结构达到形态和功能平衡。代偿是机体的一种本能反应，也是颅面生长发育的一个重要特征。

73. 下颌骨的生长过程中要发生旋转，旋转有向前和向后两种方式。有学者把下颌的旋转分为内旋转和外旋转。生长旋转与面部的垂直向发育密切相关，并且与髁突的生长量和方向有明显的关系。下颌的旋转生长对调节上下颌关系起着重要作用。旋转失调，会使颌骨的生长方向发生改变，表现为长面型或短面型。

74. 上颌中切牙早期出现间隙，上颌侧切牙初萌时牙冠向远中倾斜，恒切牙替换时出现轻度拥挤，第一磨牙建𬌗初期为尖对尖关系，前牙深覆𬌗。

（廖 文）

第三章　错𬌗畸形的病因

一、教学内容和目的要求

1. 教学内容

错𬌗畸形的病因分为遗传因素和环境因素。

（1）遗传因素

错𬌗畸形具有多基因遗传的特征、常表现为家族遗传倾向。错𬌗畸形的遗传因素来源于种族演化（race evolution）和个体发育（individual development）。个体发育是由于遗传（heredity）和变异（viriation）所形成。

（2）环境因素（environment factors）

1）先天因素（congenital causes）：含母体和胎儿因素，可引起额外牙（suprenumerary tooth）、先天性缺牙（congenital missing tooth）、牙大小形态异常、舌形态异常、唇系带异常等。

2）后天因素：指出生后可引起错𬌗畸形的各种因素。①全身性因素：某些急慢性病、佝偻病、内分泌异常、营养不良等。②乳牙及替牙期的局部障碍，如乳牙早失或滞留、恒牙早萌或早失、恒牙萌出顺序紊乱或异位萌出、乳尖牙磨耗不足、乳牙下沉等。③功能因素：吮吸功能异常、咀嚼功能异常、呼吸功能异常、异常吞咽、其他颌面肌功能异常等。④口腔不良习惯（oral habits），如吮指习惯、舌习惯、唇习惯、偏侧咀嚼习惯、咬物习惯等。⑤外伤：乳牙外伤、恒牙外伤、颌骨骨折如髁突骨折。

2. 目的要求

（1）熟悉错𬌗畸形的病因。
（2）了解病因的分类及各种不同病因所引起的不同错𬌗畸形。

二、重点和难点

1. 重点

（1）错𬌗畸形的形成
错𬌗畸形的形成是多因素或多机制共同作用的结果。具体体现在以下几方面：
1）遗传和变异。
2）环境因素分为先天因素和后天因素。
3）针对某种具体的错𬌗畸形，遗传因素和环境因素表现的强度是不同的。
（2）常见的由遗传因素引起的错𬌗畸形
颜面不对称、牙间隙、牙列拥挤、牙齿数目、形态、萌出时间异常、下颌前突、上颌前突、下颌后缩、深覆𬌗等。

2. 难点

（1）先天因素与遗传因素的区别
错𬌗畸形受到遗传因素和环境因素的共同作用和影响，两者相互联系，不能截然分开。其中环境因素分为先天因素和后天因素，先天因素不一定具有遗传性。

（2）先天性环境因素及其所引起的错𬌗畸形表现

先天性环境因素包括从受精卵形成到胎儿出生以前，导致错𬌗畸形形成的各种发育、营养、疾病、外伤等母体和胎儿原因。胎儿生长发育障碍所致的错𬌗畸形与遗传因素所致的错𬌗畸形，在出生后很难区别原因。

（3）骨性错𬌗畸形的形成原因

骨性错𬌗畸形的形成同样是由遗传因素和环境因素共同作用和影响的。严重骨性错𬌗畸形常常有遗传因素，矫治难度较大。

三、试题及参考答案

【A 型题】

1. 种族演化引起错𬌗畸形属于病因中的
A. 遗传因素　　　　　　　　B. 环境因素　　　　　　　　C. 先天因素
D. 后天因素　　　　　　　　E. 功能因素

2. 个体发育引起错𬌗畸形属于病因中的
A. 遗传因素　　　　　　　　B. 环境因素　　　　　　　　C. 先天因素
D. 后天因素　　　　　　　　E. 功能因素

3. 舌习惯引起错𬌗畸形属于病因中的
A. 遗传因素　　　　　　　　B. 个体发育　　　　　　　　C. 先天因素
D. 后天因素　　　　　　　　E. 功能因素

4. 咀嚼器官退化的顺序
A. 肌肉、牙齿、颌骨　　　　B. 牙齿、颌骨、肌肉　　　　C. 牙齿、肌肉、颌骨
D. 颌骨、肌肉、牙齿　　　　E. 肌肉、颌骨、牙齿

5. 种族演化导致
A. 颅骨增大，颌骨增大　　　B. 颅骨缩小，颌骨缩小　　　C. 颅骨增大，颌骨缩小
D. 颅骨缩小，颌骨增大　　　E. 颅骨、颌骨都不变

6. 错𬌗畸形的家族遗传倾向是_____的表现
A. 单基因遗传特性　　　　　B. 多基因遗传特性　　　　　C. 母体因素
D. 先天性环境因素　　　　　E. 口腔不良习惯

7. 21 – 综合征多表现以下错𬌗畸形
A. 牙列拥挤　　　　　　　　B. 多生牙　　　　　　　　　C. 下颌前突
D. 唇裂　　　　　　　　　　E. 后牙反𬌗、前牙开𬌗

8. 常见的发育障碍和缺陷有
A. 额外牙　　　　　　　　　B. 先天性缺牙　　　　　　　C. 牙大小形态异常
D. 舌形态异常　　　　　　　E. 以上都是

9. 桑葚状磨牙是由于母体孕期感染以下疾病造成
A. 长期腹泻　　　　　　　　B. 梅毒、风疹　　　　　　　C. 放射线照射
D. 内分泌功能紊乱　　　　　E. 感冒

10. 常见的阻生牙为
A. 上颌第三磨牙　　　　　　B. 上颌尖牙　　　　　　　　C. 下颌第三磨牙
D. 下颌第二磨牙　　　　　　E. 下颌第二前磨牙

11. 山顶洞人的错𬌗发生率

A. 无错𬌗　　　　　　　　B. 28%　　　　　　　　C. 68%

D. 80%　　　　　　　　　 E. 40.55%

12. 殷墟人的错𬌗发生率

A. 无错𬌗　　　　　　　　B. 28%　　　　　　　　C. 67.87%

D. 80%　　　　　　　　　 E. 40.55%

13. 现代人的错𬌗发生率

A. 无错𬌗　　　　　　　　B. 28%　　　　　　　　C. 68%

D. 80%　　　　　　　　　 E. 41%

14. 下列哪项不是错𬌗畸形的局部危害性

A. 影响𬌗、颌面的发育　　　B. 影响口腔健康　　　　C. 影响口腔功能

D. 影响容貌外观　　　　　　E. 影响消化功能

15. 下列均是牙弓、颌骨、颅面关系异常的表现，除了

A. 前牙反𬌗　　　　　　　　B. 前牙深覆𬌗、远中错𬌗、上颌前突

C. 畸形牙　　　　　　　　　D. 前牙开𬌗，面下 1/3 高度增大

E. 一侧反𬌗，颜面不对称

16. 我国错𬌗畸形的遗传因素约占错𬌗畸形病因的

A. 48.9%　　　　　　　　B. 29.4%　　　　　　　　C. 30.28%

D. 25%　　　　　　　　　E. 以上均不是

17. 多生牙的常见部位为

A. 侧切牙区　　　　　　　B. 前磨牙区　　　　　　　C. 下前牙区

D. 上颌恒中切牙之间　　　E. 磨牙区

18. 多生牙常引起的错𬌗畸形表现

A. 前牙反𬌗　　　　　　　B. 开𬌗　　　　　　　　　C. 深覆𬌗

D. 后牙反𬌗　　　　　　　E. 牙列拥挤

19. 方颅现象由哪种疾病引起

A. 麻疹　　　　　　　　　B. 佝偻病　　　　　　　　C. 猩红热

D. 垂体功能亢进　　　　　E. 梅毒

20. 佝偻病是营养不良性疾病，主要是因为

A. 维生素 A 缺乏　　　　　B. 维生素 B 缺乏　　　　　C. 维生素 C 缺乏

D. 维生素 D 缺乏　　　　　E. 维生素 K 缺乏

21. 翼外肌功能过强，容易造成

A. 近中错𬌗　　　　　　　B. 牙列拥挤　　　　　　　C. 开𬌗

D. 远中错𬌗　　　　　　　E. 深覆𬌗

22. 翼外肌功能过弱，容易造成

A. 近中错𬌗　　　　　　　B. 牙列拥挤　　　　　　　C. 开𬌗

D. 远中错𬌗　　　　　　　E. 深覆𬌗

23. 正常吞咽的动作完成，不需要哪项参与

A. 咀嚼肌的作用　　　　　B. 上下牙弓紧密咬合在正中𬌗位

C. 上下唇闭合　　　　　　D. 舌体位于牙弓之内，与牙齿舌面的硬腭接触

E. 面部表情肌

24. 口腔不良习惯占各类错殆畸形病因的

A. 1/2

B. 1/3

C. 1/4

D. 1/4

E. 1/5

25. 吮指习惯正常在多大年龄逐渐减少而自行消失

A. 2~3 岁

B. 4~6 岁

C. 3~4 岁

D. 6~8 岁

E. 10~12 岁

26. 第二乳磨牙早失，最易造成错殆畸形的是

A. 前牙反殆

B. 开殆

C. 深覆殆

D. 后牙反殆

E. 牙列拥挤

27. 乳尖牙滞留容易形成

A. 近中错殆

B. 牙列间隙

C. 恒尖牙错位萌出

D. 远中错殆

E. 深覆殆

28. 开殆畸形最容易由哪项不良习惯引起

A. 异常吞咽

B. 口呼吸

C. 睡眠习惯

D. 咬下唇习惯

E. 偏侧咀嚼习惯

29. 牙列拥挤的常见病因

A. 伸舌吞咽

B. 咬物习惯

C. 乳牙早失

D. 偏侧咀嚼

E. 以上均不是

【B 型题】

30~33 题答案：

A. 上牙弓狭窄，腭盖高拱

B. 开殆和牙间隙

C. 颜面不对称

D. 开唇露齿，上前牙前突，下前牙舌倾、拥挤

E. 前牙反殆，下颌前突

30. 咬下唇习惯引起

31. 口呼吸习惯引起

32. 异常吞咽引起

33. 偏侧咀嚼引起

34~37 题答案：

A. 牙列拥挤

B. 假性下颌前突，偏殆或反殆

C. 深覆盖、深覆殆

D. 恒牙埋伏阻生

E. 开殆

34. 替牙障碍——乳牙滞留引起的畸形

35. 替牙障碍——乳尖牙磨耗不足引起的畸形

36. 替牙障碍——第二乳磨牙早失引起的畸形

37. 替牙障碍——多数下颌乳磨牙早失引起的畸形

38~41 题答案：

A. 牙齿萌出迟缓，乳牙滞留，牙列发育不良，釉质基质形成及钙化受阻

B. 唇尖、口角炎、舌乳头肥厚或裂底，牙齿颌面生长停滞

C. 坏血病

D. 佝偻病

E. 水痘

38. 维生素 D 缺乏引起

39. 维生素 C 缺乏引起

40. 维生素 B 缺乏引起

41. 维生素 A 缺乏引起

42 ~ 45 题答案：

A. 上颌侧切牙

B. 上下颌第三磨牙

C. 上颌中切牙和侧切牙

D. 上颌恒中切牙之间

E. 下颌切牙

42. 多生牙常见部位

43. 先天缺牙常见部位

44. 过大牙常见部位

45. 锥形牙常见部位

46 ~ 49 题答案：

A. 71. 21%

B. 97. 20%

C. 15%

D. 29. 4%

E. 25%

46. 不良习惯引起的错殆占各类错殆畸形病因的

47. 以个别正常殆为标准，替牙期错殆畸形患病率为

48. 我国错殆畸形的遗传因素占错殆病因的

49. 口呼吸造成的错殆占各类错殆畸形病因的

【X 型题】

50. 常见导致前牙反殆的乳牙及替牙期局部障碍是

A. 上颌乳磨牙早失　　　　　B. 下颌乳磨牙早失　　　　　C. 恒牙萌出顺序紊乱

D. 上颌乳切牙滞留　　　　　E. 乳尖牙磨耗不足

51. 乳牙及替牙期的局部障碍引起错殆畸形属于病因中的

A. 遗传因素　　　　　　　　B. 环境因素　　　　　　　　C. 先天因素

D. 后天因素　　　　　　　　E. 功能因素

52. 佝偻病引起错殆畸形属于病因中的

A. 种族演化　　　　　　　　B. 环境因素　　　　　　　　C. 先天因素

D. 功能因素　　　　　　　　E. 后天因素

53. 恒牙早萌引起错殆畸形属于病因中的

A. 遗传因素　　　　　　　　B. 环境因素　　　　　　　　C. 先天因素

D. 后天因素　　　　　　　　E. 替牙期局部障碍

54. 口呼吸引起错殆畸形属于病因中的

A. 遗传因素　　　　　　　　B. 环境因素　　　　　　　　C. 先天因素

D. 后天因素　　　　　　　　E. 功能因素

55. 牙大小形态异常引起错𬌗畸形属于病因中的

A. 遗传因素　　　　　　　　B. 环境因素　　　　　　　　C. 先天因素

D. 后天因素　　　　　　　　E. 功能因素

56. 引起错𬌗畸形的口腔不良习惯包括

A. 偏侧咀嚼习惯　　　　　　B. 口呼吸　　　　　　　　　C. 咀嚼功能异常

D. 唇习惯　　　　　　　　　E. 巨舌症

57. race evolution 属于病因中的

A. 遗传因素　　　　　　　　B. 个体发育　　　　　　　　C. 先天因素

D. 后天因素　　　　　　　　E. 功能因素

58. 伸舌习惯常形成

A. 开𬌗　　　　　　　　　　B. 反𬌗　　　　　　　　　　C. 牙间隙

D. 牙列拥挤　　　　　　　　E. 深覆𬌗

59. 牙大小形态异常可引起以下错𬌗畸形

A. 牙列间隙　　　　　　　　B. 下颌后缩　　　　　　　　C. 牙列前突

D. 牙列拥挤　　　　　　　　E. 颏部发育不良

60. 唇腭裂的发生与以下因素有关

A. 遗传　　　　　　　　　　B. 先天因素　　　　　　　　C. 创伤

D. 功能因素　　　　　　　　E. 内分泌异常

【填空题】

61. 错𬌗畸形具有_____遗传的特征。

62. 针对个体错𬌗畸形的发生机制，错𬌗畸形的病因分为_____、_____。

63. 针对发生时间，错𬌗畸形的环境病因分为_____、_____。

64. 种族演化的原因_____、_____、_____。

65. 先天性环境因素分为_____、_____。

66. 常见的发育障碍及缺陷有（请举出三种）_____、_____、_____。

67. 婴儿式吞咽如保留到成年，最有可能形成的错𬌗畸形为_____。

68. 最易形成开𬌗的口腔不良习惯_____。

69. 乳尖牙磨耗不足可形成_____、_____。

70. 骨性错𬌗的主要病因有_____、_____、_____、_____。

71. 遗传因素一般通过以下两种途径影响错𬌗畸形：_____和_____。

72. congenital missing tooth 可能是由于_____、_____造成。

73. 遗传性错𬌗畸形的表现形式有_____、_____、_____。

74. 多生牙可由_____或_____造成，常导致_____。

75. 舌形态异常，可出现_____和_____。可引起_____、_____、_____、_____。

76. Supernumerary tooth 多发部位依次为：_____、_____、_____、_____。

77. 先天性缺牙可导致_____、_____、_____并影响颌面部软硬组织的正常发育。

78. _____的遗传率较高，故其主要来自遗传；_____的遗传率较低，受环境因素的影响而发生变异的可能性较大。

79. 遗传性牙颌畸形有以下三种表达方式：_____、_____、_____。

80. 儿童期佝偻病可引起_____、_____、_____、_____、_____。

81. 口呼吸引起的错殆畸形发病率约为_____。

82. _____肌功能状态与吮吸功能有关，当其功能不足时可引起_____。

83. 儿童在_____岁前的吮指习惯可视为正常的生理活动。

84. 吮指习惯造成错殆畸形的类型与_____、_____、_____有关。

85. 咬上唇习惯可形成_____、_____、_____、_____等

86. 咬下唇习惯可形成_____、_____、_____、_____、_____等。

87. 咬物习惯固定在牙弓的一个部位常形成_____。

88. 乳尖牙磨耗不足可引起_____、_____、_____等错殆畸形。

89. 扁桃体肥大造成咽腔变窄，为减轻_____，舌体前伸，带动下颌向前，可发展成_____畸形。

90. 遗传因素通过_____和_____两种途径形成错殆畸形。

【简答题】

91. 简述口呼吸引起错殆畸形的类型。

92. 简述前牙反殆的病因。

93. 简述口呼吸引起错殆畸形的机制。

94. 常见遗传性错殆畸形有哪些？

95. 造成乳牙滞留的原因是什么？

96. 上下颌牙齿的正常萌出顺序是什么？

97. 若第二恒磨牙先于双尖牙萌出可能会造成哪些畸形？

98. 第二乳磨牙早失会产生哪些畸形？

99. 乳切牙早失可造成哪些畸形？

100. 常见的口腔不良习惯有哪些？

101. 多数乳磨牙早失可造成哪些畸形？

102. 为什么子代的错殆畸形与双亲既相像又不一样？

103. 巨舌症可造成哪些畸形？

104. congenital missing tooth 可造成哪些畸形？

105. 简述导致错殆畸形的先天性环境因素。

106. 简述生长期垂体功能亢进引起错殆畸形的机制及种类。

107. 简述生长期垂体功能不足引起错殆畸形的种类。

108. 简述生长期甲状腺功能不足引起的错殆畸形类型。

109. 舌习惯怎样引起不同的错殆畸形？

110. 什么是婴儿式吞咽？婴儿式吞咽如果保留到成年，会形成哪种错殆畸形？

111. 简述骨性错殆的主要病因。

112. 简述开殆的主要病因。

【名词解释】

113. 遗传（heredity）

114. 变异（variation）

【参考答案】

1. A　2. A　3. D　4. E　5. C　6. B　7. E　8. E　9. B　10. C　11. A　12. B　13. C　14. E　15. C　16. B
17. D　18. E　19. B　20. D　21. A　22. D　23. E　24. D　25. B　26. E　27. C　28. A　29. C　30. D　31. A
32. B　33. C　34. D　35. B　36. A　37. C　38. D　39. C　40. B　41. A　42. D　43. B　44. C　45. A　46. E

47. A　48. D　49. C　50. ADE　51. BD　52. BE　53. BDE　54. BDE　55. ABC　56. AD　57. A　58. ABC

59. ACD　60. AB

61. 多基因

62. 遗传因素　环境因素

63. 先天因素　后天因素

64. 生活环境的变迁　食物结构的变化　咀嚼器官的不平衡退化

65. 母体因素　胎儿因素

66. 额外牙　先天性缺牙　牙齿大小形态异常　舌形态异常　唇系带异常（任选三个）

67. 开𬌗

68. 吮指习惯　舌习惯

69. 假性下颌前突　偏𬌗　反𬌗

70. 遗传　胚胎发育缺陷　创伤　功能异常

71. 牙量骨量不调　上下颌骨形态大小不调

72. 遗传因素　先天环境因素

73. 重复表现　断续表现　变化表现

74. 环境因素　遗传因素　牙列拥挤，影响恒牙萌出

75. 巨舌症　小舌症　牙弓内广泛间隙　前牙反𬌗　广泛或局部开𬌗　牙弓狭窄　牙列拥挤

76. 上下第三恒磨牙　下切牙　上颌第二双尖牙　下颌第二双尖牙　上侧切牙

77. 牙列间隙　牙弓不对称　上下牙弓不协调

78. 颅面骨特征　牙列特征

79. 重复表现　断续表现　变化表现

80. 上牙弓狭窄　腭盖高拱　上前牙拥挤　前突　开𬌗

81. 15%

82. 翼外　远中错𬌗

83. 2～3

84. 吮指的种类和部位　颊肌收缩的张力　吮吸时的姿势

85. 前牙反𬌗　上前牙舌倾　下颌前突　近中错𬌗

86. 上前牙唇倾前突、下前牙拥挤　前牙深覆𬌗　下颌后缩　开唇露齿

87. 局部小开𬌗

88. 假性下颌前突　偏𬌗　反𬌗

89. 呼吸困难　下颌后缩

90. 牙量骨量不调　上下颌骨大小与形态不调

91. 牙弓狭窄、腭顶高拱、上牙列拥挤或前突、下颌后缩。

92. ①遗传因素。②内分泌异常如垂体功能亢进。③功能因素如吮吸异常。④口腔不良习惯如伸舌习惯、咬上唇习惯、偏侧咀嚼习惯。⑤替牙期局部障碍如乳尖牙磨耗不足、多数乳磨牙早失。⑥先天缺牙等。

93. ①口呼吸→下颌下垂、面肌张力增加，舌体被牵引向下，上颌（牙）弓内侧失去舌体支撑，外侧颊肌压力增大→牙弓内外肌张力平衡被破坏。②气流从口腔通过，使腭顶下降机制出现障碍。

94. 颜面不对称、牙间隙、牙列拥挤、牙齿数目形态及萌出时间异常、上颌前突、下颌前突、下颌后缩、深覆𬌗等。

95. ①乳牙牙髓及牙周炎症导致乳牙根尖周感染→乳牙根不吸收或吸收不完全。②乳牙牙根粘连。③后继恒牙先天缺失。④后继恒牙牙胚位置不正。

96. 上颌：第一恒磨牙、中切牙、侧切牙、第一双尖牙、第二双尖牙、尖牙、第二恒磨牙、第三恒磨牙。下颌：第一恒磨牙、中切牙、侧切牙、尖牙、第一双尖牙、第二双尖牙、第二恒磨牙、第三恒磨牙。

或上颌：第一恒磨牙、中切牙、侧切牙、第一双尖牙、尖牙、第二双尖牙、第二恒磨牙、第三恒磨牙。下颌：第一恒磨牙、中切牙、侧切牙、第一双尖牙、尖牙、第二双尖牙、第二恒磨牙、第三恒磨牙。

97. 若第二恒磨牙先于双尖牙萌出可能会造成第一恒磨牙近中倾斜，牙弓长度缩短，第一、第二双尖牙萌出间隙不足，导致双尖牙早萌或错位萌出、拥挤错位。

98. 第二乳磨牙早失，造成第一恒磨牙近中倾斜萌出，全部或部分占据早失牙间隙，使前部牙弓长度缩短，后牙咬合紊乱形成远中𬌗，第二双尖牙萌出间隙不足而阻萌或错位萌出。

99. 乳上切牙早失可造成恒前牙反𬌗。乳下切牙早失可造成恒牙深覆𬌗。

100. ①吮指习惯。②舌习惯。③唇习惯：咬上唇习惯、咬下唇习惯、覆盖下唇。④偏侧咀嚼习惯。⑤咬物习惯。

101. 多数乳磨牙早失，迫使患儿用前牙咀嚼，使下颌前移形成近中错𬌗，或称假性近中错𬌗（假性下颌前突），最后有可能形成真性下颌前突。

102. 因为遗传因素和环境因素都是错𬌗畸形的重要病因。子代与双亲相像是个体发育中的遗传现象；子代与双亲不像是个体发育中的变异和受环境因素的影响。

103. 牙弓扩大、牙弓内散在间隙，下前牙唇倾形成前牙反𬌗，广泛或局部开𬌗。

104. congenital missing tooth 即先天缺牙对邻牙的位置、牙弓形态、颌骨生长造成影响，出现牙弓内间隙、牙弓不对称、上下牙弓不协调，可形成前牙反𬌗、前牙超𬌗过大等。

105. 先天性环境因素包括从受精卵形成到胎儿出生以前，导致错𬌗畸形形成的各种发育、营养、疾病、外伤等母体和胎儿原因。其中主要有母体因素和胎儿因素。

106. 生长期垂体功能亢进，可产生过量的生长激素，表现为垂体巨大症，导致患者前额、颧骨、下颌骨前突，上下颌牙弓错位，甚至成为全牙弓反𬌗；患者因舌体过大而致牙间隙，牙色灰黄，恒牙根吸收。

107. 生长期垂体功能不足，引起垂体侏儒症。牙𬌗表现为：下颌骨小、牙弓狭窄、腭盖高拱、牙齿萌出迟缓、乳牙根滞留、恒牙发育缓慢、牙体小、牙根短、髓腔及根尖孔大、牙槽骨发育不全。

108. 生长期甲状腺功能不足的患儿，肌张力低，舌厚大常伸出口外；牙弓狭窄、腭盖高拱、下颌发育不足，牙拥挤错位，牙萌出迟缓，萌出顺序错乱，乳牙滞留，恒牙根吸收，牙发育不良，齿槽骨钙化不全。

109. 舌习惯是一组综合征，因其性质不同可造成不同的错𬌗畸形。①将舌尖插入上下前牙之间，可造成前牙梭形开𬌗；②前伸舌体使下颌前移位，可造成下颌前突；③舔舌习惯可增加舌体对前牙的作用力，造成下前牙，或上下前牙，甚至双牙弓前突，出现牙间隙、前牙反𬌗、甚至双颌弓前突。

110. 婴儿式吞咽是指婴儿吮吸时，舌体位于上下牙槽嵴之间、并与唇保持接触的吞咽方式。随着牙的萌出、舌的位置逐渐后退到顶在硬腭前部，如果由于其他原因，婴儿式吞咽保留到成年（即吞咽时，舌体继续位于上下牙槽嵴之间），则形成上牙弓前突、前牙开𬌗；如舌体位于两侧上下后牙之间，则可形成后牙开𬌗。

111. 骨性错𬌗的主要病因是多方面的，主要有遗传方式、胚胎发育缺陷、创伤及功能因素。一般而言，矢状向错𬌗主要由遗传模式所致，而环境因素加重了畸形的程度；垂直向错𬌗主要与功能因素有关。

112. 开𬌗的主要病因：①口腔不良习惯如吐舌、伸舌、吮指、咬物、咬唇等形成前牙梭形开𬌗或局部小开𬌗。②末端区磨牙位置异常如过度萌出，或第三磨牙前倾或水平阻生，致第二磨牙高出𬌗面形成全口多数牙开𬌗。③遗传因素。④佝偻病。

113. 遗传是指子代继承和保留了亲代所具有的内部结构、外部形态和生理功能等方面的特征，即表现为子代和亲代之间具有相似性。

114. 子代与亲代之间，子代的个体之间在形态结构及生理功能上又并不完全相同，表现出各自的特殊性和差异性，这种现象就是变异。

（李沛霖）

第四章　错殆畸形的分类

一、教学内容和目的要求

1. 教学内容

（1）Angle 理想殆及正常咬合关系。

（2）Angle 错殆畸形分类法。

（3）毛燮均错殆畸形分类法。

（4）Moyers 错殆畸形分类法。

2. 目的要求

（1）掌握 Angle 理想殆及正常殆的概念。

（2）掌握 Angle 错殆畸形分类法。

（3）了解毛燮均错殆畸形分类法、Moyers 错殆畸形分类法。

二、重点和难点

1. 重点

（1）Angle 理想殆是 Angle 医师寻找到的一个"古老头颅"所具有的理想咬合关系，并以此为标准提出正常咬合关系的特征。

（2）Angle 分类法是目前国际上应用最广泛的一种错殆分类方法，是以上颌第一恒磨牙为基准，根据下磨牙、下牙弓相对于上第一恒磨牙的近远中向接触关系，将错殆分为中性错殆、远中错殆与近中错殆三类。

（3）国内应用的毛燮均分类法将错殆畸形的机制、症状、矫治原则结合，并从长、宽、高三方面对错殆畸形进行分析归类。

（4）Moyers 分类法将错殆畸形分为牙性错殆、功能性错殆和骨性错殆，有助于临床医师认识错殆畸形的性质、发生部位和形成机制。

2. 难点

（1）Angle 理想殆的主要特征。

（2）Angle 错殆分类法及其意义与不足。

（3）毛燮均分类法的Ⅵ种分类、符号书写表述法及其特点。

三、试题及参考答案

【名词解释】

1. neutroclusion

2. distoclusion

3. mesioclusion

4. class Ⅰ malocculusion

5. class Ⅱ malocculusion

6. class Ⅱ, division 1

7. class Ⅱ, division 1, subdivision

8. class Ⅱ, division 2

9. class Ⅱ, division 2, subdivision

10. class Ⅲ malocculusion

11. class Ⅲ, subdivision

12. dental malocculusion

13. functional malocculusion

14. skeletal malocculusion

【A 型题】

15. 下述畸形出现概率最小的是

A. Angle Ⅰ类表现为反𬌗　　B. Angle Ⅱ类表现为反𬌗　　C. Angle Ⅲ类表现为反𬌗

D. Angle Ⅰ类表现为深覆盖　　E. Angle Ⅱ类表现为深覆盖

16. 按 Angle 分类法以下说法何为正确

A. Angle Ⅰ类是正常咬合　　B. Angle Ⅱ类多为反𬌗

C. Angle Ⅲ类多为深覆盖　　D. Angle Ⅲ类的下颌为远中咬合关系

E. 右侧为 Angle Ⅲ类关系，左侧为 Ⅰ类关系时也属 Angle Ⅲ类错𬌗

17. 以下何者不属于 Angle 分类法的长处

A. 有益于诊断表述　　B. 有助于明确各种牙齿的位置异常

C. 不需要借助于特殊的计测器械　　D. 十分简单

E. 以上均不是

18. 当下牙列对于上牙列呈远中关系，同时上前牙舌倾时，应属于以下何类错𬌗

A. Angle Ⅰ类　　B. Angle Ⅱ类 1 分类　　C. Angle Ⅱ类 2 分类

D. Angle Ⅲ类　　E. 以上均不是

19. Angle 认为咬合的关键是何牙齿

A. 下颌第一恒磨牙　　B. 下颌第二恒磨牙　　C. 上颌第二恒磨牙

D. 上颌第一恒磨牙　　E. 下颌第三恒磨牙

20. 按 Angle 分类，以下何为正确

A. 上颌第一恒磨牙是分类的基准，如果该牙明显前移，也是按该牙作为基准

B. 当上颌第一恒磨牙拔除后，Angle 分类就不适用了

C. 当上下颌第一恒磨牙关系左右不一致时，原则上应以左侧关系为准

D. 前牙严重拥挤、扭转，但上下颌第一恒磨牙关系正常，仍应计为 Angle Ⅰ类错𬌗

E. 以上均不是

21. 在 Angle 理想𬌗的咬合面，内收弯存在于何处

A. 下颌尖牙与侧切牙交界处

B. 上颌中切牙与侧切牙交界处

C. 下颌第一磨牙与第二前磨牙中间

D. 上颌第一磨牙与第二磨牙中间

E. 上颌第一磨牙与第二前磨牙中间

22. 在青少年患者中以下何种表现不属于功能性错殆

A. 咬合干扰引起的下颌偏斜 　　B. 口呼吸引起的下颌后缩

C. 异常吞咽引起的开殆 　　　　D. 下颌前伸引起的反殆

E. 下颌发育过度引起的反殆

【B型题】

A. 上颌第一恒磨牙近中颊尖咬合于下颌第一恒磨牙的颊沟

B. 上颌第一恒磨牙近中颊尖咬合于下颌第一恒磨牙近中的颊沟的远中

C. 上颌第一恒磨牙近中颊尖咬合于下颌第一恒磨牙的近中颊沟的近中

D. 上颌第一恒磨牙近中舌尖咬合于下颌第一恒磨牙的近中窝上

E. 上颌第一恒磨牙近中舌尖咬合于下颌第一恒磨牙的远中窝上

23. AngleⅡ类错殆的咬合接触关系为

24. AngleⅢ类错殆的咬合接触关系为

A. 上下颌第一磨牙的近中颊尖相对

B. 上颌第一磨牙的近中颊尖咬合于下颌第一与第二磨牙之间

C. 上颌第一磨牙的近中颊尖咬合于下颌第一磨牙与下颌第二前磨牙之间

D. 上颌第一磨牙的近中颊尖与下颌第一恒磨牙的远中颊尖相对

E. 上颌第一磨牙的近中颊尖咬合于下颌第一磨牙的近中颊沟

25. 完全远中错殆关系是

26. 轻度近中错殆关系是

A. 牙量骨量不调

B. 长度不调

C. 高度不调

D. 宽度不调

E. 个别牙错位

27. 毛燮均分类的第Ⅲ类错殆是

28. 毛燮均分类的第Ⅴ类错殆是

A. 毛燮均分类第Ⅰ类错殆

B. 毛燮均分类第Ⅱ类错殆

C. 毛燮均分类第Ⅲ类错殆

D. 毛燮均分类第Ⅳ类错殆

E. 毛燮均分类第Ⅴ类错殆

29. 长度不调属于

30. 高度不调属于

A. 毛燮均分类第Ⅰ类错殆

B. 毛燮均分类第Ⅱ类错殆

C. 毛燮均分类第Ⅲ类错殆

D. 毛燮均分类第Ⅳ类错殆

E. 毛燮均分类第Ⅴ类错殆

31. 1~2个前牙反殆，若无牙量骨量不调，应归于

32. 1~2个前牙反殆，若表现骨量不足，应归于

A. 毛燮均分类Ⅱ[1]

B. 毛燮均分类Ⅱ²

C. 毛燮均分类Ⅱ³

D. 毛燮均分类Ⅱ⁴

E. 毛燮均分类Ⅱ⁵

33. 以后牙远中𬌗，前牙深覆盖，颏部后缩为主要症状表现的应属于

34. 以后牙中性𬌗，前牙深覆盖为主要症状表现的应属于

【X 型题】

35. 在 Angle 理想𬌗的咬合面，外展弯存在于何处
A. 下颌尖牙与侧切牙交界处　　　B. 上颌尖牙区
C. 下颌第一磨牙与第二前磨牙中间　D. 上颌第一磨牙与第二磨牙中间
E. 上颌第一磨牙与第二前磨牙中间

36. 解剖学上，正常咬合时 1 颗牙与 2 颗牙相接触关系的有哪些牙齿
A. 下颌中切牙　　　　　　　B. 上颌尖牙　　　　　　　C. 下颌第一磨牙
D. 下颌第二磨牙　　　　　　E. 上颌第三磨牙

37. 恒牙正常咬合时下述关系何为正确
A. 上颌第一恒磨牙的近中舌尖咬触于下颌第一恒磨牙的中央窝
B. 上颌第二前磨牙的舌尖咬触于下颌第一恒磨牙的近中窝上
C. 上颌第一恒磨牙的远中颊尖咬触于下颌第一恒磨牙的颊沟上
D. 下颌中切牙及上颌第三磨牙与对颌牙是 1 牙对 1 牙的接触关系
E. 下颌尖牙咬触于上颌侧切牙与上尖牙之间

38. 下述概念中哪些是错误的
A. Angle Ⅰ 类是正常咬合　　　　B. 有上切牙前突者，即属于 Angle Ⅱ 类错𬌗
C. 远中错𬌗属于 Angle Ⅱ 类错𬌗　D. Angle Ⅱ 类 2 分类伴有上切牙舌倾
E. Angle Ⅲ 类错𬌗者前牙必为反𬌗

39. 下述组合何为正确
A. Ⅲ类—反𬌗　　　　　　　B. Ⅰ类—正常𬌗　　　　　　C. Ⅱ类 2 分类—深覆盖
D. Ⅱ类 1 分类—深覆盖　　　E. Ⅰ类—双牙弓前突

40. 下述哪些畸形可包括在 Angle Ⅰ 类错𬌗中
A. 上颌尖牙低位唇向萌出　　B. 正常𬌗　　　　　　　　C. 上牙弓前突
D. 双牙弓前突　　　　　　　E. 前牙拥挤

41. 下述哪些畸形可见于 Angle Ⅰ 类错𬌗中
A. 侧切牙舌侧错位　　　　　B. 前牙反咬合　　　　　　C. 尖牙唇侧低位
D. 第二前磨牙扭转　　　　　E. 前牙拥挤

42. 下述概念中哪些属 Angle Ⅱ 类 1 分类的典型表现
A. 上前牙唇倾
B. 上前牙舌倾
C. 下颌第一恒磨牙处于相应的上颌第一恒磨牙远中位置
D. 下牙弓近中移位
E. 下牙弓远中移位

43. 下述概念中哪些属 Angle Ⅱ 类 2 分类的典型表现
A. 上前牙唇倾
B. 上前牙舌倾

C. 下颌第一恒磨牙处于相应的上颌第一恒磨牙远中位置

D. 下牙弓近中移位

E. 下牙弓远中移位

44. 下述概念中正确的有哪些

A. Angle Ⅱ类 1 分类的覆盖大　　　B. Angle Ⅱ类 2 分类的覆𬌗深

C. Angle Ⅲ类的覆盖大　　　　　　D. Angle1 类的覆盖大

E. Angle Ⅱ类 2 分类的覆盖大

45. 下述概念中哪些属 Angle 分类的不足之处

A. 没有考虑到上下牙弓位置的异常

B. 对临床诊断意义不大

C. 没有考虑到牙列与颅面间的三维关系

D. 难以反应牙量与骨量不调的机制

E. 将上颌第一恒磨牙视为恒定不变的

【填空题】

46. Angle 分类中，近中错𬌗记为：第_____类错𬌗。

47. Angle 分类中，远中错𬌗记为：第_____类错𬌗。

48. Angle 分类中，远中错𬌗上颌前牙唇倾者，记为：_____类_____分类错𬌗。

49. Angle 分类中，远中错𬌗上颌前牙舌倾者，记为：_____类_____分类错𬌗。

50. 毛燮均分类中，第 Ⅰ 类错𬌗为_____不调。

51. 毛燮均分类中，第 Ⅱ 类错𬌗为_____不调。

52. 毛燮均分类中，第 Ⅲ 类错𬌗为_____不调。

53. 毛燮均分类中，第 Ⅳ 类错𬌗为_____不调。

54. 毛燮均分类中，第 Ⅴ 类错𬌗为_____。

55. 毛燮均分类中，第 Ⅵ 类错𬌗为_____。

【简答题】

56. Angle Ⅰ 类错𬌗可有哪些临床表现？

57. Angle Ⅱ 类 1 分类错𬌗可有哪些临床表现？

58. Angle Ⅱ 类 2 分类错𬌗可有哪些临床表现？

59. Angle Ⅲ 类错𬌗可有哪些临床表现？

60. 以"理想的咬合"为标准，Angle 认为一个正常协调的咬合应具备哪些特征？

61. 如何应用毛燮均分类法诊断复合的错𬌗畸形？

【论述题】

62. Angle 理想𬌗具有哪些特点？

63. Angle 错𬌗畸形分类法有哪些不足之处？

64. Moyer 分类法的主要内容是什么？在临床应用时应注意什么问题？

【思考题】

65. 错𬌗畸形的分类有何意义？

【参考答案】

1. 中性错𬌗，上下颌骨及牙弓近远中关系正常，磨牙关系为中性但牙列中存在错位牙。

2. 远中错𬌗，下颌及下牙弓处于相对上颌骨及上牙弓远中的位置，磨牙为远中关系。

3. 近中错𬌗，下颌及下牙弓处于相对上颌骨及上牙弓近中的位置，磨牙为近中关系。

4. Ⅰ类错𬌗，上下颌骨及牙弓近远中关系正常，磨牙关系为中性但牙列中存在错位牙。

5. Ⅱ类错𬌗，下颌及下牙弓处于相对上颌骨及上牙弓远中的位置，磨牙为远中关系。

6. Ⅱ类1分类错𬌗，磨牙为远中错𬌗关系，上颌前牙唇向倾斜。

7. Ⅱ类1分类亚类错𬌗，一侧磨牙为远中错𬌗关系，另一侧为中性关系，且上颌前牙唇向倾斜。

8. Ⅱ类2分类错𬌗，磨牙为远中错𬌗关系，上颌前牙舌向倾斜。

9. Ⅱ类2分类亚类错𬌗，一侧磨牙为远中错𬌗关系，另一侧为中性关系，且上颌前牙舌向倾斜。

10. Ⅲ类错𬌗，下颌及下牙弓处于相对上颌骨及上牙弓近中的位置，磨牙为近中关系。

11. Ⅲ类亚类错𬌗，一侧磨牙为近中错𬌗关系，另一侧为中性关系。

12. 牙性错𬌗，表现为牙齿数目、形态、大小或位置异常的错𬌗畸形，无明显颌骨关系的异常。

13. 功能性错𬌗，由口颌系统的神经—肌肉功能异常所导致的错𬌗畸形。

14. 骨性错𬌗，由于颅面复合体中骨骼的形态、大小、比例和生长异常所致的错𬌗畸形。

15. B. Angle Ⅱ类错𬌗，下颌及下牙弓处于远中位置，多表现为前牙深覆𬌗或深覆盖。

16. E. Angle Ⅰ类是磨牙关系正常，但存在错位牙的一种错𬌗畸形；Angle Ⅱ类多为深覆盖；Angle Ⅲ类多为反𬌗；Angle Ⅲ类的下颌为近中咬合关系；右侧为 Angle Ⅲ类关系，左侧为Ⅰ类关系时，为Ⅲ类亚类错𬌗，也属 Angle Ⅲ类错𬌗。

17. B. Angle 分类法未考虑到三维方向上形成错𬌗畸形的综合机制。

18. C. Ⅱ类2分类错𬌗表现为磨牙为远中错𬌗关系，上颌前牙舌向倾斜。

19. D. Angle 认为，上颌第一恒磨牙位于上颌骨颧突根之下，其位置相对恒定，因此称上颌第一恒磨牙是𬌗的关键。

20. D. Angle Ⅰ类错𬌗是磨牙关系正常，但存在错位牙的错𬌗畸形，可表现为牙列拥挤等。

21. B. 在 Angle 理想𬌗中，侧切牙因较薄，其唇面较中切牙唇面稍向腭侧，故在其近远中各有一个内收弯。

22. E. 功能性错𬌗由口颌系统的神经—肌肉功能异常导致，下颌发育过度引起的反𬌗为骨性错𬌗。

23. C　24. B　25. C　26. D　27. D　28. E　29. B　30. D　31. E　32. A　33. B　34. D　35. ABCE

36. BCD　37. ADE　38. ABE　39. ADE　40. ADE　41. ABCDE　42. ACE　43. BCE　44. AB　45. CDE

46. Ⅲ

47. Ⅱ

48. Ⅱ　1

49. Ⅱ　2

50. 牙量骨量

51. 长度

52. 宽度

53. 高度

54. 个别牙错位

55. 特殊类型

56. Angle Ⅰ类错𬌗的磨牙关系为中性但存在错位牙，可表现为牙列拥挤，上牙弓前突，双牙弓前突，前牙深覆𬌗，前牙反𬌗，后牙颊、舌向错位等。

57. Angle Ⅱ类1分类错𬌗磨牙关系为远中，上前牙唇向倾斜，可表现为前牙深覆盖、深覆𬌗、上前牙前突、开唇露齿。

58. Angle Ⅱ类2分类错𬌗磨牙关系为远中，上前牙舌向倾斜，可表现为内内倾性深覆𬌗、面下部过短、颏唇沟较深。

59. Angle Ⅲ类错𬌗磨牙为近中关系，可表现为前牙对𬌗、前牙反𬌗、前牙开𬌗、上颌后缩或下颌前突。

60. （1）牙弓内每一颗牙齿都应与邻牙保持理想的邻接关系。

（2）每一颗上颌牙齿都与下颌牙齿保持理想的咬合关系。

（3）保存全口32颗恒牙。

61. 复合错𬌗类型可用加号表示，如Ⅰ¹＋Ⅲ¹。诊断复合错𬌗类型时，应把畸形程度重、危害大且治疗迫切的类型放在首要，轻微而非必须矫治的放在次要。

62. （1）双侧上下颌各8颗牙齿，排列整齐，无拥挤、无旋转。

（2）上下颌牙齿咬合关系协调，上颌第一恒磨牙近中颊尖咬合于下颌第一恒磨牙的近中颊沟。

（3）上颌尖牙咬合于下颌尖牙与第一前磨牙的邻接处。

（4）上颌第一前磨牙咬合于下颌第一前磨牙与第二前磨牙的中间；上颌第二前磨牙咬合于下颌第二前磨牙与第一磨牙中间。

（5）上前牙覆盖下前牙近切缘1/4牙冠。

（6）上颌咬合面：①中切牙唇面整齐呈轻微弧形；②侧切牙近远中各有一个内收弯；③尖牙有明显突出，呈尖牙区弧形突起；④第一、二前磨牙颊面整齐，在同一直线上；⑤第一磨牙颊面较突出，与第二前磨牙之间形成外展弯。

（7）下颌咬合面：①4颗切牙呈整齐弧形；②尖牙与侧切牙交界处呈外展弯；③第一磨牙与第二前磨牙之间形成外展弯。

63. （1）Angle分类法是在"上颌第一恒磨牙位置恒定不变"的前提下定义错𬌗类别的，而上颌第一恒磨牙的位置并非绝对稳定，如乳磨牙早失可能引起上颌第一恒磨牙近中移动。因此，对于某些近中或远中错𬌗，可能是因上颌第一磨牙或上颌牙弓整体的位置发生变化，而非下颌牙弓或下颌骨位置异常所致。

（2）没有考虑牙、颌、面结构在三维方向上形成错𬌗的综合机制。错𬌗畸形的形成除了矢状方向上的异常，也常伴有垂直向及横向关系的异常。

（3）未反映出牙量、骨量不调导致错𬌗畸形的重要机制。

64. Moyer分类法主要内容：①牙性错𬌗，表现为牙齿数目、形态、大小、位置异常的错𬌗畸形，无明显面部骨骼关系的异常。②功能性错𬌗，由口颌系统的神经-肌肉功能异常所导致的错𬌗畸形，如口呼吸、吮指等不良习惯，以及咬合干扰等引起的错𬌗。③骨性错𬌗，由颅面复合体中骨骼的形态、大小、比例和生长异常所致的错𬌗畸形，是上下颌基骨的发育异常，该部位骨骼受牙齿移动的影响较小，可由遗传因素或严重的异常环境因素等所引起。

应注意的问题：临床上很少有单纯的牙性、功能性或骨性错𬌗，三种类型常互相影响，表现为复合性错𬌗畸形。例如，功能性错𬌗早期未矫治可能发展为骨性畸形；错位的牙齿可能引起功能性错𬌗畸形。因此，在诊断分析时应注意区分哪种因素是主要的、哪个部位是原发的，以作为制定矫治方案及判断预后的依据。

65. 不同类型的错𬌗畸形由病因和形成机制各异，临床表现也多种多样。错𬌗畸形的分类是将具有某些共同特征的畸形归入同一类，具有以下目的意义。

（1）临床意义：对错𬌗畸形的病因与机制的全面和正确分析是错𬌗畸形分类的基础，错𬌗畸形的科学与准确的分类对于临床诊断和治疗设计具有重要的指导意义。

（2）便于学者们对错𬌗畸形进行交流、探讨。

（3）便于错𬌗畸形相关研究工作的深入展开。

（4）便于对正畸病例或患者进行分类管理。

（可结合具体分类方法分别进行阐述）

（田　野）

第五章　错𬌗畸形的检查和诊断

一、教学内容和目的要求

1. 教学内容

（1）牙颌畸形的一般检查方法。

（2）模型分析。

（3）X 线头影测量分析。

（4）其他一些特殊检查方法。

（5）牙颌畸形的诊断和治疗计划的制定。

2. 目的要求

（1）掌握牙颌畸形的一般检查方法。

（2）掌握模型测量分析，包括拥挤度分析、替牙期拥挤度的预测、牙齿大小协调的分析、牙弓形态的测量分析。

（3）熟悉 X 线头影测量分析。X 线头影测量分析是研究颅面生长发育、分析牙颌畸形形成机制和制订矫治计划的重要手段之一。要求正确定位 X 线测量标记点，熟悉常用的软组织和硬组织测量项目及常用的头影测量分析方法。

（4）熟悉牙颌面畸形诊断的内容。

（5）了解特殊检查方法。

二、重点和难点

1. 重点

（1）牙、𬌗、颌、面的检查，包括颅面、颌骨、牙弓、牙在三维空间的相互关系。

（2）模型测量分析：拥挤度的测量分析、替牙期拥挤度的预测和牙弓形态测量分析。

（3）正确定位 X 线头影测量标志点及平面。

（4）常用的软组织和硬组织测量项目以及常用的分析方法。

2. 难点

（1）三维方向对颅颌面错𬌗畸形的检查和诊断。

（2）拥挤度的测量分析。

（3）替牙期拥挤度的预测。

（4）正确定位 X 线测量标记点和常用的头影测量分析方法。

（5）确定形成牙颌畸形的因素和机制。

三、试题及参考答案

【名词解释】（给出英文名称）

1. 拥挤度
2. 主诉
3. Spee 曲线
4. 记存模型
5. 工作模型
6. 牙弓应有长度
7. 牙弓现有长度
8. 牙弓长度测量
9. 牙弓宽度测量
10. Bolton 指数分析
11. 基准平面
12. 前颅底平面
13. 眼耳平面
14. 殆平面
15. 下颌平面
16. 面平面
17. 上齿槽座点 A 点
18. SNA 角
19. SNB 角
20. ANB 角
21. Y 轴角
22. Tweed 三角
23. 腭平面
24. 面角

【A 型题】

25. Moyers 预测法是
A. 预测牙列拥挤度
B. 预测牙齿大小协调性
C. 预测替牙列期未萌出的上下尖牙与前磨牙牙冠宽度
D. 预测理想的牙弓宽度
E. 预测后牙段牙弓应有长度

26. Bolton 指数分析是测量
A. 替牙列期未萌出的上下尖牙与前磨牙牙冠宽度
B. 牙齿大小协调性
C. 预测理想的牙弓宽度
D. 殆曲线的曲度
E. 前牙覆殆指数

27. 反映上颌骨相对于颅部的前后位置关系的是

A. 颌凸角　　　　　　　　　B. 面角　　　　　　　　　C. Y 轴角

D. ANS-Ptm　　　　　　　　E. SNA 角

28. 反映下颌骨相对于颅部的前后位置关系的是

A. 颌凸角　　　　　　　　　B. 面角　　　　　　　　　C. SNB 角

D. Y 轴角　　　　　　　　　E. MP-FH 角

29. 图 5-1 中颈椎 X 线显示儿童位于生长发育快速期的是

A. ①　　　　　　　　　　　B. ②　　　　　　　　　　C. ③

D. ④　　　　　　　　　　　E. ⑤

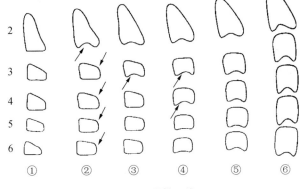

图 5-1　颈椎 X 线

30. 估计牙弓后段每年每侧增量为

A. 0.5 mm　　　　　　　　　B. 1.0 mm　　　　　　　　C. 1.5 mm

D. 2.0 mm　　　　　　　　　E. 2.5 mm

31. Wits 值是用于分析

A. 上颌骨对颅部的位置关系

B. 下颌骨对颅部的位置关系

C. 上、下颌骨前部的相互位置关系

D. 下颌骨的凸缩度

E. 上颌骨对整个面部侧面的关系

32. 面角代表

A. 下颌的凸缩度　　　　　　　　　　B. 面部的生长发育的方向

C. 上颌骨相对于颅骨的位置关系　　　D. 上下颌骨之间的相互位置关系

E. 面部的高度

【B 型题】

A. 可用间隙与必需间隙不协调

B. Tanaka-Johnston 预测法

C. Wits 指数分析

D. Curve of Spee 异常

E. Bolton 指数不协调

33. 对牙列拥挤进行定量评价

34. 对牙齿大小的协调性进行评价

A. ANB 角变大

B. N-ANS/N-Me 变大

C. N-ANS/N-Me 变小

D. Palatal plane 发生变化

E. ANB 角变小

35. 骨性 Angle Ⅱ 类错𬌗

36. 骨性 Angle Ⅲ 类错𬌗

A. ANB 角变大

B. SNA 角变大

C. 两者均有

D. 两者均无

37. Angle Ⅲ 类错𬌗可表现为

38. Angle Ⅱ 类错𬌗可表现为

A. 面角变大

B. 颌凸角变大

C. 两者均有

D. 两者均无

39. Angle Ⅲ 类错𬌗可表现为

40. Angle Ⅱ 类错𬌗可表现为

A. 上下中切牙角变大

B. 上中切牙凸距变大

C. 两者均有

D. 两者均无

41. Angle Ⅱ 类 1 分类错𬌗可表现为

42. Angle Ⅱ 类 2 分类错𬌗可表现为

A. ANB 角变大

B. Wits 值变大

C. 两者均有

D. 两者均无

43. Angle Ⅲ 类错𬌗可表现为

44. Angle Ⅱ 类错𬌗可表现为

A. 下颌平面角变大

B. ANS-Me 距离变大

C. 两者均有

D. 两者均无

45. 水平生长型患者可表现为

46. 垂直生长型患者可表现为

A. 下颌平面角变大

B. Y 轴角变大

C. 两者均有

D. 两者均无

47. 骨性开𬌗患者可表现为

48. 骨性深覆𬌗患者可表现为

A. 下颌平面角变小

B. ANS-Me 距离变大

C. 两者均有

D. 两者均无

49. 骨性开𬌗患者可表现为

50. 骨性深覆𬌗患者可表现为

【X 型题】

51. 错𬌗畸形的检查诊断中，哪些检查是需要的

A. 一般检查　　　　　　　B. 模型分析　　　　　　　C. X 线头影测量分析

D. 其他的 X 线检查分析，如 CBCT，小牙片等　　　E. 面部及牙𬌗照相

52. 上颌骨标志点

A. Ptm 点　　　　　　　B. Ar 点　　　　　　　C. ANS 点

D. D 点　　　　　　　E. A 点

53. 下颌骨常用的标志点

A. PNS 点　　　　　　　B. Me 点　　　　　　　C. Go 点

D. N 点　　　　　　　E. B 点

54. 上前牙唇倾

A. 上下中切牙角可能变大

B. 上下中切牙角可能变小

C. 上中切牙长轴与 SN 平面相交的下内角变大

D. 上中切牙长轴与 SN 平面相交的下内角变小

E. 上中切牙长轴与 NA 交角变大

55. Angle Ⅱ类 1 分类错𬌗畸形

A. SNA 变大　　　　　　　B. SNB 变大　　　　　　　C. ANB 变大

D. 颌凸角变大　　　　　　　E. 面角变大

56. 骨性 Angle Ⅲ类错𬌗畸形可能有

A. 面角变大　　　　　　　B. 颌凸角呈负值　　　　　　　C. 上下齿槽座角变小

D. Wits 值变大　　　　　　　E. Wits 值变小

57. Angle Ⅱ类 1 分类可能有

A. 𬌗平面变陡　　　　　　　B. 上下中切牙角变大　　　　　　　C. ANB 变大

D. SNB 可能变大　　　　　　　E. 上中切牙凸距变小

58. 以下哪几种分析方法不是预测未萌出尖牙与前磨牙宽度

A. 牙片预测法　　　　　　　B. Pont 分析法　　　　　　　C. Moyers 预测法

D. Bolton 分析法　　　　　　　E. 黄铜丝法

【填空题】

59. 面部侧貌型包括_____、_____和_____。

60. Tweed 三角由_____、_____和_____构成。

61. Downs 分析法是以_____为基准平面。

62. Downs 分析法中骨骼间关系的测量包括：_____、_____、_____、_____和_____。

63. Moyers 预测法是以_____牙冠宽度的总和来预测替牙列期未萌出的上下颌尖牙与前磨牙牙冠宽

度的方法。

64. Bolton 指数是_____的比例关系与_____的比例关系。

65. 面角代表_____突缩程度。

66. 殆平面角越大代表患者有_____面型倾向。

67. Wits 分析方法是从 A 点、B 点分别向_____做垂线，测量两垂线之间的距离。

68. SNA 角代表_____对颅部的位置关系。

69. SNB 角代表_____对颅部的位置关系。

【简答题】

70. 检查诊断时，面部正面观的观察要点是什么？

71. 检查诊断时，面部侧面观的观察要点是什么？

72. 记存模型的用途有哪些？

73. 什么叫深覆殆，怎样分度？

74. 什么叫深覆盖，怎样分度？

75. 什么叫开殆，怎样分度？

76. 殆平面的确定方法是什么？

77. 判断骨龄的方法有哪些？

78. 什么是 Bolton 分析？简述其意义？

79. 拥挤度分析、分级及其意义是什么？

80. 常用头影测量的三个基准平面是什么？

81. 简要回答 SNA 角、SNB 角、ANB 角的意义。

82. 简要回答上下中切牙角的意义。

83. 简要回答 X 线头影测量学在研究颅面部生长发育中的作用。

84. 简要回答眶耳平面在 X 线头影测量中的作用。

85. 简述下颌平面的三种计测方法。

86. 简述下颌平面角的临床意义。

87. 简述 ANB 角定点及其意义。

88. 简述 SNA 角定点及其意义。

89. 简述 SNB 角定点及其意义。

90. 简述面角及其意义。

91. 简述 Y 轴角及其意义。

92. 简述颌凸角的意义。

93. 简述 Tweed 三角组成。

94. 举例说明 X 线头测量在牙颌颅面畸形的诊断分析及治疗设计中的作用。

95. 试分析 SNA 角、SNB 角、ANB 角在 Angle II 类 1 分类畸形诊断中的作用。

96. 试述 Downs 分析中骨骼间关系的测量项目。

97. 试述 Downs 分析中牙关系的测量项目。

98. 试述面角、颌凸角、上下齿槽座角在 Angle II 类 1 分类诊断中的作用。

99. 试述面角、颌凸角、上下齿槽座角在 Angle III 类诊断中的作用。

100. 举例说明面角、颌凸角、上下齿槽座角在颅面部骨性畸形诊断中的意义。

【参考答案】

1. 拥挤度：crowding，牙冠宽度的总和与牙弓现有弧形的长度之差即为拥挤度。

2. 主诉：chief complaint，患者就诊的主要目的。

3. Spee 曲线：curve of Spee，连接下颌切牙、尖牙、前磨牙颊尖、磨牙颊尖构成一条连续的凹向上的纵𬌗曲线。

4. 记存模型：study model，矫治前、矫治过程中没写阶段及矫治完成后患者牙𬌗状况的记录。

5. 工作模型：job model，矫治装置制作及模型测量分析的载体。

6. 牙弓应有长度：space required，牙弓内各牙齿牙冠宽度的总和。

7. 牙弓现有长度：space available，牙弓整体的弧形的长度。

8. 牙弓长度的测量：length evaluation，以左右侧第二恒磨牙远中接触点间连线为底线，由中切牙近中接触点向底线所做的垂线为牙弓总长度。

9. 牙弓宽度的测量：width evaluation，一般测量牙弓三个部位的宽度，即牙弓前段宽度（左右侧尖牙牙尖间宽度）、牙弓中段宽度（左右侧第一前磨牙中央窝间的宽度）和牙弓后段宽度（左右侧第一磨牙中央窝间的宽度）。

10. Bolton 指数分析：Bolton analysis，指上下颌前牙牙冠宽度总和的比例关系与上下颌牙弓全部牙牙冠宽度总和的比例关系。

11. 基准平面：standard plane，头影测量中相对稳定的平面。

12. 前颅底平面：SN plane，蝶鞍点与鼻根点的连线组成的平面。

13. 眼耳平面：FH plane，耳点与眶下点的连线组成的平面。

14. 𬌗平面：occlusal plane，有2种：①第一恒磨牙的咬合中点与上下颌中切牙间的中点（覆𬌗或开𬌗的1/2处）的连线；②功能𬌗平面，由均分后牙𬌗接触点而得，常使用第一恒磨牙及第一乳磨牙或第一前磨牙的𬌗接触点。

15. 下颌平面：mandibular plane，有3种：①通过颏下点与下颌角下缘相切的线。②下颌下缘最低部的切线。③下颌角点与下颌颏顶点间的连线（Go-Gn）。

16. 面平面：facial plane，由鼻根点与颏前点的连线组成。

17. 上牙槽座点A点：A. subspinale，前鼻棘与上牙槽缘点间的骨部最凹点。

18. SNA 角：SNA angle，由蝶鞍中心、鼻根点及上牙槽座点所构成的角。

19. SNB 角：SNB angle，蝶鞍中心、鼻根点及下牙槽座点所构成的角。

20. ANB 角：ANB angle，上牙槽座点、鼻根点与下牙槽座点构成的角。

21. Y 轴角：Y axis angle，蝶鞍中心与颏顶点连线（S-Gn）与眶耳平面（FH）相交的下前角。

22. Tweed 三角：Tweed triangle，主要测量由眶耳平面、下颌平面、下颌中切牙长轴所组成的代表颌面部形态结构的颌面三角形。

23. 腭平面：palatal plane 前鼻棘和后鼻棘的连线。

24. 面角：facial angle 面平面与眶耳平面相交的后下角。

25. C　26. B　27. E　28. C　29. C　30. C　31. A　32. A　33. A　34. E　35. A　36. E　37. D　38. C　39. A　40. B　41. B　42. A　43. D　44. C　45. D　46. C　47. C　48. D　49. B　50. A　51. ABCDE　52. ACE　53. BCE　54. BCE　55. AC　56. ABE　57. AC　58. BDE

59. 直面型　凹面型　凸面型

60. FMA　FMIA IMPA

61. 眶耳平面

62. 面角　颌凸角　上下牙槽座角　下颌平面角　Y 轴角

63. 下颌恒切牙

64. 指上下颌前牙冠宽度总和　上下颌牙弓全部牙牙冠宽度总和

65. 下颌

66. 安氏Ⅱ类

67. 功能殆平面

68. 上颌骨

69. 下颌骨

70. 前面观（frontal view）观察要点：

水平向：面部左右两侧对称情况，额点是否偏斜，两侧上下颌骨、肌肉发育是否对称。

垂直向：面部上、中、下比例是否协调，面中、下 1/3 高度是否正常。

唇部：闭合程度、唇厚度、有无开唇露齿、翻卷、缩短等。

71. 侧面观（lateral view）观察要点：

（1）面部形态：直面型、凹面型或凸面型。

（2）唇部形态：上下唇闭合程度、上唇是否上翘、下唇是否外翻等。

（3）颏部形态：颏唇沟深浅、下颌前伸或后缩程度。

72. 记存模型的用途：

（1）在治疗过程中作为对照观察。

（2）用于治疗前后的疗效评估。

（3）病例展示的重要组成部分。

（4）医疗鉴定时的重要证据。

73. 深覆殆是指上前牙覆盖过下前牙唇面超过切 1/3 或下前牙切缘咬在上前牙舌面切 1/3 以上。按程度不同分成 3 度。

Ⅰ度：上前牙牙冠覆盖下前牙牙冠唇面 1/3 以上而不足 1/2，或下前牙切缘咬合在上前牙舌侧切 1/3 以上而不足 1/2 处；

Ⅱ度：上前牙牙冠覆盖下前牙牙冠唇面 1/2 以上而不足 2/3，或下前牙切缘咬合在上前牙舌侧切 1/2 以上而不足 2/3 处；

Ⅲ度：上前牙牙冠覆盖下前牙唇面超过 2/3，或下前牙切缘咬合在上前牙舌侧超过颈 1/3 者。

74. 上颌切牙切缘到下颌切牙唇面的水平距离超过 3 mm 以上者，称为深覆盖，分为以下 3 度。Ⅰ度深覆盖：3 mm < 覆盖≤5 mm。Ⅱ度深覆盖：5 mm < 覆盖≤8 mm。Ⅲ度深覆盖：覆盖 >8 mm。

75. 上下前牙切端间无覆殆关系，垂直向呈现间隙者为前牙开殆。按距离的大小分成 3 度。Ⅰ度开殆：0 mm < 开殆≤3 mm。Ⅱ度开殆：3 mm < 开殆≤5 mm。Ⅲ度开殆：开殆 >5 mm。

76. 殆平面一般有两种确定方法：①第一恒磨牙的咬合中点与上下颌中切牙间的中点（覆殆或开殆的 1/2 处）的连线；②功能殆平面，由均分后牙殆接触点而得，常使用第一恒磨牙及第一乳磨牙或第一前磨牙的殆接触点，这种方法形成的殆平面不使用切牙的任何标志点。

77. 手腕部 X 线片及颈椎 X 线片。

78. Bolton 指数是指上下颌前牙牙冠宽度总和的比例关系与上下颌牙弓全部牙牙冠宽度总和的比例关系。用 Bolton 指数可以诊断患者上下颌牙弓中是否存在牙冠宽度不协调的问题。

79. 牙弓应有弧形长度与牙弓现有弧形长度之差或必需间隙与可用间隙之差，即为牙弓的拥挤度。常分为：Ⅰ度拥挤，拥挤度≤4 mm；Ⅱ度拥挤，4 mm < 拥挤度≤8 mm；Ⅲ度拥挤，拥挤度 >8 mm。拥挤度分析是对牙列拥挤程度的定量评价，可以辅助正畸诊断及方案制定。

80. 前颅底平面、眼耳平面和 Bolton 平面。

81. SNA 角：反映上颌骨相对于颅部前后向位置关系。

SNB 角：反映下颌骨相对于颅部前后向位置关系

ANB 角：反映上下颌骨之间相对于相互前后向位置关系

82. 上下中切牙角是上中切牙长轴与下中切牙长轴的交角，反映上下中切牙的突度。

83. （1）研究颅面生长发育。

（2）牙颌、颅面畸形的诊断分析。

（3）确定错𬌗畸形的矫治设计。

（4）研究矫治过程中及矫治的牙颌、颅面形态结构变化。

（5）正颌外科的诊断、矫治设计和术后疗效的评估。

（6）辅助下颌功能分析。

84. 由耳点和眶点的连线形成，是最常用的基准平面。

85. 下颌平面的确定方法有以下 3 种。

（1）通过颏下点与下颌角下缘相切的线确定。

（2）通过下颌下缘最低部的切线确定。

（3）通过下颌角点与下颌颏顶点间的连线（Go-Gn）确定。

86. 评价下颌骨的旋转方向、下颌体的陡度、面部的高度、下颌角的大小等，为治疗设计和施力的牵引方向提供依据。

87. 上齿槽座点（A 点）：前鼻棘与上齿槽缘间的骨性部最凹点。

鼻根点（N 点）：鼻额缝的最前突点。

下齿槽座点（B 点）：下齿槽缘点与颏前点之间骨性部最凹点。

ANB 角是由 A 点、N 点和 B 点三点连线构成（或上牙槽座点、鼻根点与下牙槽座点构成的角）。此角反映上下颌骨对颅部的相互位置关系。当 SNA 大于 SNB 时，ANB 角为正值；反之，ANB 角为负值。

88. 蝶鞍点（S 点）：垂体窝影像的中心点。

上齿槽座点（A 点）：前鼻棘与上齿槽缘间的骨性部最凹点。

鼻根点（N 点）：鼻额缝的最前突点。

SNA 角是由 S 点、N 点和 A 点三点连线构成（或由蝶鞍中心、鼻根点及上牙槽座点所构成的角）。此角反映上颌相对于颅部的前后位置关系。当此角过大时，上颌前突、面部侧貌可呈凸面型；反之，上颌后缩面部呈凹面型。

89. 蝶鞍点（S 点）：垂体窝影像的中心点。

鼻根点（N 点）：鼻额缝的最前突点。

下齿槽座点（B 点）：下齿槽缘点与颏前点之间弧形骨影像的最凹点。

SNB 角由 S 点、N 点和 B 点三点连线构成（或蝶鞍中心、鼻根点及下牙槽座点所构成的角）。此角反映下颌相对于颅部的位置关系此角过大时，下颌呈前突；反之，下颌呈后缩。

90. 面平面与 FH 平面的后下交角，代表下颌骨的突缩度。

91. Y 轴与 FH 平面相交的前下角，代表颏部的突缩度，此角越大表示下颌越缩；也代表面部的生长发育方向。

92. NA 与 PA 延长线的交角，此角代表上颌部对整个面部侧面的关系。此角大说明上颌骨相对于整个面部突度较大，此角小代表上颌骨相对于整个面部后缩。

93. Tweed 三角由眶耳平面、下颌平面及下中切牙长轴组成的代表面部形态结构的颌面三角形三角。

94. 如 Angle Ⅱ 类 1 分类患者，通过 X 线头影测量分析可以确定此患者是牙性还是骨性错𬌗畸形，如果是骨性错𬌗畸形，那么判断是上颌骨问题还是下颌骨问题，明确诊断，这样根据错𬌗机制制订矫治计划。

95. SNA 角大、SNB 角正常，说明患者上颌骨生长发育有异常，如患者处于生长发育期，治疗应控制上颌骨的生长发育，对于成人有时考虑行上颌骨手术。

SNA 角小、SNB 角大，说明患者下颌骨生长发育有异常，如患者处于生长发育期，治疗应控制下颌骨的生长发育，对于成人有时考虑行下颌骨手术。

SNA 角小、SNB 角大，说明患者上下颌骨生长发育均有问题，如患者处于生长发育期，治疗应控制上下颌骨的生长发育，对于成人有时考虑行双颌骨手术。

96. 面角：面平面与 FH 平面的后下交角，代表下颌骨的突缩度。

颌凸角：NA 与 PA 延长线的交角，此角代表上颌部对整个面部侧面的关系，此角大说明上颌骨相对于整个面部突度较大,此角小代表上颌骨相对于整个面部后缩。

上下齿槽座角:评价上下齿槽基骨之间的相互位置关系。

下颌平面角:评价下颌骨的旋转方向、下颌体的陡度、面部的高度、下颌角的大小等,为治疗设计和施力的牵引方向提供依据。

Y轴角:Y轴与FH平面相交的前下角,代表颏部的突缩度,也代表面部的生长发育方向。

97. 𬌗平面角。

上下中切牙角。

下中切牙–下颌平面角。

下中切牙–𬌗平面角。

上中切牙凸距。

98. Angle Ⅱ 类 1 分类:

面角:可能变小。

颌凸角:可能变大。

上下齿槽座角:变小。

99. Angle Ⅲ 类:

面角:可能变大。

颌凸角:可能变小。

上下齿槽座角:变大。

100. 如患者为 Angle Ⅲ 类,那么可能会出现以下情况。

面角:可能变大。

颌凸角:可能变小。

上下齿槽座角:变大。

(段沛沛)

第六章 正畸治疗的生物力学

一、教学内容和目的要求

1. 教学内容

口腔正畸治疗牙移动的过程通常可以分为两个阶段：生物力学阶段和生物学阶段。生物力学阶段指矫治器产生各种矫治力作用于牙齿，通过牙齿传递到牙周膜和牙槽骨，产生应力。生物学阶段是指应力使牙周膜和牙槽骨发生组织学改建，产生牙齿移动。

牙移动的始动因素是矫治力，矫治力可以来源于矫治装置及肌肉收缩力，矫治力可以按强度、作用时间、产生方式、来源及作用效果进行分类。错位牙移动的类型是多种多样的，但从力学观点来看，其实只有两种最基本方式，就是平动和转动，这两种方式取决于阻抗中心和旋转中心的位置关系，力偶矩与力的比率导致转动中心的改变，从而决定牙的移动方式，即 M/F 决定牙的移动方式。颌骨与牙齿一样也存在阻力中心，临床上应结合畸形形成机制，根据矫形力牵引线与上颌骨和上颌牙弓阻抗中心的位置关系使用抑制或促进上颌生长的矫形力，也可根据矫形力牵引线与颞下颌关节的位置关系使用促进或限制下颌骨生长的矫形力。正畸矫治的生物学基础是颌骨的可塑性、牙骨质的抗压性和牙周膜内环境的稳定性。牙齿或颌骨移动过程中压力侧和张力侧的组织反应不同，牙移动类型不一样，其产生的组织反应也不同。施力的强度和时间、机体条件、年龄、骨的生长与代谢及血液供给都是影响牙周组织改建的因素。

2. 目的要求

（1）了解矫治时牙移动的类型及生物力学原理。
（2）重点掌握牙齿受力移动中有关的组织改建过程及牙移动的施力设计原则。

二、重点和难点

1. 重点

（1）阻抗中心和旋转中心的概念。
（2）矫治力的分类。
（3）牙移动的类型及 M/F 决定牙的移动方式。
（4）上颌骨和上颌牙弓阻抗中心的位置及矫形力牵引线与上颌骨和上牙弓两者阻抗中心位置的关系。
（5）正畸矫治过程中的组织反应。
（6）影响牙周组织改建的因素。

2. 难点

（1）M/F 决定牙的移动方式。
（2）矫形力牵引线与上颌骨和上牙弓两者阻抗中心位置的关系。

三、试题及参考答案

【A 型题】

1. 下列哪一项决定牙移动的方式

A. 力   B. 力偶矩   C. 力偶矩＋力

D. 力偶矩/力   E. 力偶矩×力

2. 多根牙阻抗中心的位置下列哪一项是正确的

A. 在根分叉附近往根尖方向 1～2 mm 处

B. 在根分叉附近往合方 1～2 mm 处

C. 在根分叉附近往根尖方向 3～5 mm 处

D. 在根分叉附近往合方 3～5 mm 处

E. 以上都不对

3. 当旋转中心在无穷远处时，牙移动类型为下列哪一项

A. 单纯转动   B. 单纯平动

C. 不动   D. 倾斜移动（根尖移动大于冠移动）

E. 倾斜移动（冠移动大于根尖移动）

4. 当旋转中心在阻抗中心时，牙移动类型为下列哪一项

A. 单纯转动   B. 单纯平动

C. 不动   D. 倾斜移动（根尖移动大于冠移动）

E. 倾斜移动（冠移动大于根尖移动）

5. 当旋转中心在阻力中心到冠方无穷远之间，牙移动类型为下列哪一项

A. 单纯转动   B. 单纯平动

C. 不动   D. 倾斜移动（根尖移动大于冠移动）

E. 倾斜移动（冠移动大于根尖移动）

6. 当旋转中心在阻力中心到根方无穷远之间，牙移动类型为下列哪一项

A. 单纯转动   B. 单纯平动

C. 不动   D. 倾斜移动（根尖移动大于冠移动）

E. 倾斜移动（冠移动大于根尖移动）

7. 如果要求上颌骨和上牙弓平动而无转动，下列哪一项是正确的

A. 牵引线斜向下 30°牵引

B. 牵引线斜向上 30°牵引

C. 牵引线需同时经过上颌骨和上牙弓阻抗中心

D. 牵引线需经过上颌骨和上牙弓阻抗中心的同侧

E. 牵引线需经过上颌骨和上牙弓阻抗中心之间

8. 如果要求上颌骨和上牙弓发生同向的顺时针（或逆时针）旋转，下列哪一项是正确的

A. 牵引线斜向下 30°牵引

B. 牵引线斜向上 30°牵引

C. 牵引线需同时经过上颌骨和上牙弓阻抗中心

D. 牵引线需经过上颌骨和上牙弓阻抗中心的同侧

E. 牵引线需经过上颌骨和上牙弓阻抗中心之间

9. 如果要求上颌骨逆时针旋转，上牙弓顺时针旋转，下列哪一项是正确的

A. 牵引线斜向下 30°牵引

B. 牵引线斜向上30°牵引

C. 牵引线需同时经过上颌骨和上牙弓阻抗中心

D. 牵引线需经过上颌骨和上牙弓阻抗中心的同侧

E. 牵引线需经过上颌骨和上牙弓阻抗中心之间

10. 关于颌骨矫形力大小的描述，下列哪一项最为正确

A. 一般为每侧 250～500 g　　　B. 一般为每侧 500～1000 g　　　C. 一般为每侧 1000～1500 g

D. 一般为每侧 1500～2000 g　　　E. 一般为每侧 2000 g 以上

11. 关于颌骨矫形力作用时间的描述，下列哪一项是正确的

A. 患者每天戴头具 8 h　　　B. 患者每天戴头具 10 h　　　C. 患者每天戴头具 14 h

D. 患者每天戴头具 18 h　　　E. 患者每天戴头具 24 h

12. 关于正畸治疗中的牙根吸收的原因与影响因素，下列哪一项是正确的

A. 男性患者牙根吸收的发生率和严重程度比女性高

B. 儿童患者易发生根吸收

C. 成人患者很少发生根吸收

D. 下颌牙齿比上颌牙齿容易发生根吸收

E. 前牙比后牙更易受累

13. 一个生长发育高峰前期儿童，下颌骨发育不足后缩，上颌发育正常，对该患者应采用下列哪种类型的矫治力

A. 轻度力　　　B. 矫形力　　　C. 颌内力

D. 正畸力　　　E. 机械力

14. 正畸力仅加在牙上，却能影响整个牙体牙周组织。外力去除后，牙又可在新的位置上恢复正常的形态、结构与功能及相互关系，这是由于

A. 牙骨质的可塑性　　　B. 牙周膜的弹性　　　C. 牙周膜内环境的稳定性

D. 牙周膜的完整性　　　E. 牙槽骨的抗压性

15. 牙受到温和而持续的正畸力时，在压力侧牙周组织将

A. 牙周膜纤维拉伸变长，牙周间隙增宽

B. 牙槽骨面出现一薄层呈淡红色的类骨质

C. 成纤维细胞增生，成骨细胞分化，胶原纤维和基质增生

D. 分化出破骨细胞，胶原纤维和基质降解吸收，牙槽骨吸收

E. 血管充血，血流加速

16. 在大小适当的矫治力作用下，张力侧可发生

A. 出现过渡性骨　　　B. 玻璃样变　　　C. 直接骨吸收

D. 间接骨吸收　　　E. 牙龈微有隆起

17. 在正畸治疗中，牙齿受到适宜的矫治力时，以下哪种说法是正确的

A. 牙齿伸出移动时，牙冠会伸长　　　B. 死髓牙不会移动

C. 牙髓组织可能发生充血　　　D. 移动乳牙不会影响恒牙胚

E. 牙骨质抗压能力强，不会发生吸收

18. 正畸治疗过程中，以下哪种吸收与矫治力无关

A. 牙根进行性吸收　　　B. 牙根特发性吸收　　　C. 牙骨质吸收

D. 牙槽骨直接骨吸收　　　E. 牙槽骨潜行性骨吸收

19. 尖牙向远中倾斜移动时，以下哪一部位与近中颈部牙周组织承受着同一种性质的矫治力，产生同一种组织变化

A. 远中颈部　　　B. 远中根尖区　　　C. 近中根尖区

D. 颊侧颈部   E. 舌侧颈部

20. 整体移动牙所需的力量为牙倾斜移动所需力的多少

A. 2~3 倍   B. 3~5 倍   C. 5~10 倍

D. 1/2~1/3   E. 一样大

21. 双根牙做倾斜移动时，根周组织出现

A. 1 个压力区和 1 个张力区   B. 2 个压力区和 2 个张力区   C. 3 个压力区和 3 个张力区

D. 4 个压力区和 4 个张力区   E. 5 个压力区和 5 个张力区

22. 从组织反应上看，哪种形式的移动最困难且最易复发

A. 整体移动   B. 倾斜移动   C. 伸出或压入移动

D. 旋转移动   E. 转矩移动

23. 矫治中影响牙周组织改建的因素不包括

A. 血液供给   B. 影响骨形成与吸收的因素   C. 患者年龄

D. 患者性别   E. 施力的强度和时间

24. 临床上固定矫治器一般间隔多久加力一次为宜

A. 每天加力   B. 1 周   C. 2~3 周

D. 4~6 周   E. 半年

【B 型题】

A. 牙冠与牙根做相反方向的移动

B. 牙冠与牙根做相同方向的等距离移动

C. 唇（颊）舌向控根移动

D. 向根方垂直移动

E. 近远中向控根移动

25. 以下牙移动类型分别属于

①整体移动

②转矩

③竖直

④倾斜移动

A. 重力

B. 中度力

C. 间歇力

D. 持续力

E. 机械力

F. 肌力

G. 颌间力

H. 颌外力

I. 正畸力

J. 矫形力

26. 根据以下描述，最可能选择是

①力的强度为 250 g

②在较短时间内消失而需要再加力

③以翼外肌、咬肌等肌肉作为矫治力

④以颈部和额、颏、颅等骨作为抗基，将力作用于牙、牙弓或颌骨

⑤主要作用在颌骨上，能使骨骼形态改变

A. 1 个压力区和 1 个张力区

B. 2 个压力区和 2 个张力区

C. 3 个压力区和 3 个张力区

D. 4 个压力区和 4 个张力区

E. 5 个压力区和 5 个张力区

27. 下列正畸牙移动类型中，各有几个不同的组织反应区？

①尖牙向远中整体移动

②竖直近中倾斜的下颌第一磨牙（双根）

③矫正近中扭转的下中切牙

④上中切牙牙根腭向转矩移动

A. 成骨细胞

B. 破骨细胞

C. 成纤维细胞

D. 成牙骨质细胞

E. 破牙骨质细胞

28. 以下组织变化是由上述哪种细胞完成？

①张力侧牙槽骨内侧面活跃的细胞

②玻璃样变组织的清除

【X 型题】

29. 对力的描述下列哪几项是正确的

A. 力是一个物体对另一个物体的机械作用

B. 力是物体间相互机械作用

C. 力的物理量是矢量

D. 力的物理量是标量

E. 力的作用线粗细按其比例代表力的大小

30. 对力偶的描述下列哪几项是正确的

A. 作用于物体上的两个力　　　B. 大小相等　　　C. 方向相反

D. 同一直线上　　　E. 是平行的

31. 阻抗中心的特点有

A. 阻抗中心是物体周围其运动约束阻力的简化中心

B. 阻抗中心是物体在外力的作用下转动时所围绕的点

C. 阻抗中心在自由空间中就是它的质心

D. 阻抗中心在重力场中就是重心

E. 阻抗中心随作用力的变化而变化

32. 粗弓丝和细弓丝随时间力值变化的曲线有很大的不同，下列哪几项描述是正确的

A. 粗弓丝起初力值很大，但很快下降，后期作用力变化平缓，力值很小

B. 粗弓丝唇弓起初力值很小，作用时间持续较长

C. 细弓丝开始释放矫治很大，作用时间持续较长，力值大

D. 细弓丝开始释放矫治较低，是轻力，作用时间持续较长，力值改变很小

E. 细弓丝开始释放矫治较低，是轻力，作用时间持续较短

33. 关于 M/F 比例的描述，下列哪几项是正确的
A. M/F 比率决定了阻抗中心的位置，从而控制牙移动的类型
B. 通过调整 M/F 比率，可以获得我们所需要的牙移动类型
C. 旋转中心的位置依赖于 M/F 比率，而不单独依赖于 M 或 F
D. 如果阻力中心位置改变，即使 M/F 比率一样，旋转中心的位置也不同
E. 以上都不正确

34. 关于上颌骨阻抗中心位置的描述，下列哪几项是正确的
A. 在正中矢状面上　　　　　　B. 其高度在梨状孔上缘
C. 其高度在梨状孔下缘　　　　D. 前后位置在第二前磨牙和第一磨牙之间
E. 前后位置在第二磨牙和第一磨牙之间

35. 关于上颌牙弓阻抗中心位置的描述，下列哪几项是正确的
A. 在正中矢状面上　　　　　　B. 前后位置在第二磨牙处
C. 前后位置在第二前磨牙处　　D. 高度约在前磨牙的根尖
E. 高度约在第二磨牙的根尖

36. 从上尖牙部位前牵引上颌骨时，采用与功能𬌗平面平行或向上牵引角度，适用于
A. 有开𬌗倾向
B. 反覆𬌗深
C. 上颌骨生长方向逆时针旋转
D. 上颌骨生长方向顺时针旋转
E. 以上都不是

37. 用口外弓从第一磨牙后牵引时，与功能𬌗平面平行或向下的牵引角度，适用于
A. 有开𬌗倾向　　　　　　　　B. 反覆𬌗深
C. 上颌骨生长方向逆时针旋转　D. 上颌骨生长方向顺时针旋转
E. 以上都不是

38. 临床合适的矫治力作用于牙齿时可有以下表征
A. 松动度不大
B. 移动的牙位或颌位效果明显
C. 无明显的自觉疼痛，只有发胀感觉
D. 叩诊无明显反应
E. X 线片示：矫治牙的根部牙周无异常

【填空题】

39. 正畸治疗过程分为_____和_____两个阶段。

40. 力矩是使物体转动时力和力臂的乘积。该乘积以正负号区别转动的方向，一般以顺时针方向为_____，逆时针方向为_____。

41. _____称为阻抗中心，在自由空间中物体的阻抗中心就是它的_____。在重力场中它就是_____。

42. _____称为旋转中心。

43. 以力的作用效果划分，矫治力可以分为_____和_____。

44. 在正畸治疗中牙移动的类型虽然看起来很复杂，但从力学观点其实只有两种最基本方式：就是_____和_____。

45. _____的比率导致转动中心的改变，从而决定牙的移动方式。

46. 上颌骨阻抗中心在_____；上颌牙弓的阻抗中心在_____。

47. 要求上颌骨和上牙弓发生同向的顺时针（或逆时针）施力时，则牵引线需经过两者阻抗中心的_____。临床上适用于_____伴有_____倾向的，需要前方牵引的病例。

48. 如果矫形力牵引线经过上颌骨等和上牙弓阻抗中心之间，则上牙弓和上颌骨将发生_____旋转。临床适用于前牵引治疗_____伴有_____，需要前方牵引的病例。

49. 牙倾斜移动时，如为单根牙，则其牙周变化呈现_____个压力区和_____个牵引区；双根牙的根周组织出现_____个压力区和_____个牵引区。

50. 过大力值可能引起牙周膜出现_____，牙槽骨出现_____，使牙齿移动速度变慢。

【简答题】

51. 阻抗中心和旋转中心的概念及其区别？

52. 矫治力、正畸力和矫形力有何差别？

53. 牙齿移动的两种最基本方式及其阻力中心与旋转中心的关系？

54. 为何 M/F 决定牙的移动方式？

55. 颌骨的可塑性与正畸治疗的关系？

56. 正畸矫治过程中牙周膜的组织反应？

57. 牙槽骨的直接吸收和潜行性吸收及其原因？

【参考答案】

1. D　2. B　3. B　4. A　5. D　6. E　7. C　8. D　9. E　10. B　11. C　12. E　13. B　14. C　15. D　16. A　17. C　18. B　19. B　20. A　21. D　22. D　23. D　24. D　25. ①B②C③E④A　26. ①B②C③F④H⑤J　27. ①A②D③B④A　28. ①A②B　29. BC　30. ABCE　31. ACD　32 AD　33. BCD　34. ACD　35. ACD　36. BD　37. AC　38. ABCDE

39. 生物力学　生物学

40. 负　正

41. 物体周围约束其运动的阻力的简化中心　质心　重心

42. 物体在外力的作用下而形成转动时所围绕的点

43. 正畸力　矫形力

44. 平动　转动

45. 力偶矩与力

46. 正中矢状面上，其高度在梨状孔下缘，前后位置在第二前磨牙和第一磨牙之间　正中矢状面上，但其前后位置在第二前磨牙处、高度约在前磨牙的牙根尖

47. 同侧　反𬌗　开𬌗

48. 相对　反𬌗　深覆𬌗

49. 2　2　4　4

50. 玻璃样变　潜行性吸收

51. 阻抗中心是物体周围约束其运动的阻力的简化中心，在自由空间中物体的阻抗中心就是它的质心，在重力场中它就是重心，它是物体及其周围约束所固有的，不随着外力的改变而改变；旋转中心（center of rolation）物体在外力的作用下而形成转动时所围绕的点称为旋转中心，它会随着外力的改变而改变。

52. 以力的作用效果划分，矫治力可以分为正畸力和矫形力。正畸力的力值较弱，作用力范围小，通过牙在生理范围内的移动，以矫治错𬌗畸形。此力主要表现为牙和牙弓的改变，以及少量基骨的改变，但对颅、颌骨形态的改变不明显。机械性活动矫治器、方丝弓和唇舌弓等固定矫治器的矫治力均为正畸力；矫形力的作用力范围大，力量强，主要作用在颅骨、颌骨上，能使骨骼形态改变，能打开骨缝，对颜面形态改变作用大。如儿童早期使用头帽、颏兜等，能对下颌生长发育发生影响，同时也可改变下颌形态。使

用扩弓螺旋器快速开展腭中缝的矫治力也属矫形力。

53. 在正畸治疗中牙移动的类型虽然看起来很复杂，但从力学观点其实只有两种最基本方式，就是平动和转动。当外力作用力线通过牙的阻抗中心时，牙产生平动，此时旋转中心距阻抗中心无穷远；当一力偶以阻抗中心为圆心，在对应的等距离处相反方向作用于牙体时，牙产生转动，此时旋转中心在阻抗中心处。

54. 临床上任何类型的牙移动都可由单纯的平动和单纯的转动组合而成为复合类型牙移动；因单纯的平动由经过牙阻抗中心的力（F）产生，单纯的转动由单纯的力偶矩（M）产生，所以经过牙阻抗中心的力加上单纯的力偶矩就等于复合型牙移动，由此可见 F 和 M 的变化会影响牙移动的类型。如移动中切牙向远中时，由于其阻抗中心在牙根龈 2/5 与根 3/5 交界处，在牙冠上加力只能产生倾斜移动，如果需平移，则必须在牙冠再加上反向力偶矩，方丝弓托槽的槽沟壁就可产生反向力偶，使中切牙向远中整体移动，力偶矩 = 力×力线至阻抗中心的垂直距离。力偶矩与力的比率导致转动中心的改变，从而决定牙的移动方式，即 M/F 决定牙的移动方式。

55. 骨组织最显著的特性是其固体状态和其坚硬性质，但它又是人体内可塑性很大、适应性很强的组织，随着人体的运动负荷、生长发育等功能的需要而不断增生长大，并修改其形态和结构。即使成年后，骨组织的外部形态和内部结构似乎没有太多变动，但实际上在进行着不断地更新和改建。颌骨尤其是牙槽骨是人体骨骼中最活跃的部分。颌骨的改建包括增生和吸收两个过程，由于此二者巧妙地配合与调整，进行质和量的变化，以达到新的平衡。这是颌骨的重要生理特征，也是正畸治疗的生物学基础，所以矫治过程中颌骨的变化主要是破骨与成骨的平衡的生理过程，如果颌骨无可塑性，根本谈不上正畸治疗。

56. 温和而持续的矫治力作用于牙体后，牙周膜一侧受牵引，另一侧受压迫，牙周膜产生代谢改变，在压力侧牙周膜组织受挤压而紧缩，牙周间隙变窄，血管受压血流量减少，胶原纤维和基质降解吸收，并分化出破骨细胞，这些变化在加力 48 ~ 72 h 即可出现。张力侧的牙周膜纤维拉伸变长，牙周间隙增宽，胶原纤维和基质增生，成纤维细胞增生，成骨细胞分化，牙有一定的松动，牙周膜方向也有变化。直到压力解除牙稳定后，牙周纤维经过调整再排列与重新附着，由改形的牙周膜将牙支持在新的位置上，并恢复正常牙周间隙的宽度。如矫治力过大，牙周膜中的血管可因过度受压而使局部缺血，或血管被压迫而局部出血，导致血栓形成及无细胞区的玻璃样变。当牙周膜内细胞发生坏死后，局部的成骨细胞和破骨细胞的分化也就终止了。

57. 在大小适当的矫治力作用下，压力侧牙周膜分化出破骨细胞，牙槽骨的吸收是在牙周膜面直接发生，也称为直接骨吸收。如矫治力过大，压力侧牙周膜大面积发生玻璃样变，破骨细胞的分化终止，而代之以在稍远处的骨髓腔来自血液的破骨细胞分化，所以，骨的吸收不在牙槽骨的牙周膜面直接发生，而是在稍远处的骨髓腔开始发生骨吸收，这种骨吸收称为间接骨吸收，这类骨吸收的方式呈"潜行性"，可使牙移动的速度减慢。

（叶　瑞）

第七章 矫治器和矫治技术

第一节 概述、活动矫治器和矫治技术、功能矫治器和矫治技术

一、教学内容和目的要求

1. 教学内容

（1）矫治器的定义、基本要求、分类及常用矫治器的优缺点。
（2）支抗的定义及支抗装置的分类。
（3）（传统）活动矫治器的定义、结构特点和常用的活动矫治器种类、适应证及临床操作流程。
（4）功能矫治器的定义、作用机制、适应证，以及临床操作流程、常用功能矫治器的结构及作用特点。

2. 目的要求

（1）掌握矫治器的定义、基本要求及分类，熟悉常用矫治器的优缺点。
（2）掌握支抗的定义及支抗装置的分类。
（3）掌握（传统）活动矫治器的定义及结构特点，熟悉常用的矫治性活动矫治器及其适应证，了解活动矫治器的临床操作流程。
（4）掌握功能矫治器的定义、作用机制、适应证，熟悉功能矫治器的临床操作流程，了解常用功能矫治器的结构及作用特点。

二、重点与难点

1. 重点

（1）矫治器的定义、基本要求及分类
1）矫治器的定义
建议按照"如何获得矫治力、作用于何种部位、实现何种效果"思路，记忆"矫治器的定义"。
正畸矫治器是一种通过本身产生力或传递咀嚼肌、口周肌产生的功能作用力等力量，使颌骨、错位牙齿及牙周支持组织发生变化，以利于牙颌面正常生长发育的治疗错𬌗畸形的装置。
2）矫治器的基本要求
建议从健康安全、舒适美观、清洁卫生、简单牢固且可控4个方面记忆"矫治器的基本要求"。
a. 健康安全：对牙颌面软硬组织健康无损害，对牙颌面正常生产与发育无影响，不与唾液起化学反应。
b. 舒适美观：矫治器体积小巧，戴用舒适，显露部分少，对美观影响小。
c. 清洁卫生：便于清洁，不影响口腔卫生。
d. 简单牢固且可控：矫治器结构简单且牢固，具有稳定的固位与足够的强度，且易于控制牙齿移动。

3）矫治器的分类

a. 根据作用目的分类：矫治性、预防性、保持性。

b. 根据矫治力的来源分类：机械性、功能性。

c. 根据固位方式分类：固定矫治器、活动矫治器。

（2）支抗的定义及支抗装置的分类

1）支抗的定义

a. 在正畸矫治过程中，任何施加于矫治对象的力，必将产生一个方向相反、大小相同的反作用力，而能够抵消反作用力的结构被称为"支抗"。临床上常用牙作为支抗。

b. 支抗的设计十分重要，它决定了矫治牙能否按照设计要求的方向和距离移动。通常，为了让矫治牙按设计要求移动，常需让支抗牙不移动或少量移动，以保持良好的𬌗关系；反之，如支抗不充分，可能发生𬌗关系紊乱，或占用牙列间隙造成矫治困难。必要时需要采用支抗装置增大支抗。

2）支抗装置的分类

a. 口外支抗装置：指提供支抗的部位在口外。如以枕部、颈部、头颈部作为支抗部位，可以抵抗较大矫治力的反作用力。如口外弓、颏兜等矫治器均利用口外支抗装置。

b. 口内支抗装置：指提供支抗的部位在口内。常见的有：①将支抗牙连成一整体而增加支抗，如横腭杆、Nance 弓、舌弓。②种植体支抗，其特点为可避免牙齿或牙弓作为支抗结构时出现的移位，保证了矫治过程中对牙列间隙的完全利用。

（3）（传统）活动矫治器的定义及结构特点

1）活动矫治器的定义

活动矫治器是一种具有"可由患者或医师自由取戴"特点的治疗错𬌗畸形的装置，其固位方式为依靠卡环的卡抱作用和黏膜的吸附作用，其作用力来源为矫治器上的弹簧等附件。

2）活动矫治器的结构特点

活动矫治器由固位、加力和连接三个部分组成。

a. 固位部分：固位是指矫治器能稳固地戴在口内，不会因其本身的重力、矫治力和肌肉功能力等因素而发生脱位。固位部分主要的部件分为卡环与邻间钩，卡环又分为箭头卡环、单臂卡环、连续卡环等（表7-1）。

表7-1　固位部分主要部件

名称	结构特点	作用部位及特点	改良与变异
箭头卡环	①有两大类似箭头的突起卡在牙冠颊面的近远中倒凹处，并用横臂梁（卡环体部）连接以达到固位的目的。②直径为 0.8 ~ 0.9 mm 不锈钢圆丝弯制。	对于牙冠高度大、倒凹明显的牙，卡环固位效果非常好。①主要用于第一恒磨牙。②也可设计在前磨牙（又称双尖牙）和前牙上，在切牙上一般可设计成双牙箭头卡环。	①如果基牙无倒凹者，可将箭头卡入两邻牙楔状隙内（事先将模型上的牙龈乳头刮除），抵住其两邻接点下牙体组织以增加固位。②基牙无邻牙者可做单箭头卡环；箭头间的横臂梁可变异成圈形或焊钩、颊侧管等。
后牙连续卡环	①沿前磨牙、磨牙牙冠颊面顺着龈缘处连续弯曲、绕过最后一个磨牙远中面至腭侧弯成向近中方向的连接体，而卡环前端分2种情况。②直径为 0.8 mm 不锈钢圆丝弯制。	①位于前磨牙及磨牙。②该卡环不影响咬合，也不会分离相邻两牙触点。③该卡环支抗较强，常用于内收前牙时后牙支抗设计。	①卡环前端于尖牙和第一前磨牙之间处钩住唇弓并焊牢。②也可直接跨过上述两牙的外展隙至腭侧楔状隙而进入基托。

名称	结构特点	作用部位及特点	改良与变异
单臂卡环	①沿牙冠唇颊侧牙颈部完成弧形为卡环臂，越拾后连接体埋入基托内。②直径为 0.8 ~ 0.9 mm 的不锈钢圆丝弯制。	可用于磨牙、前磨牙、尖牙、切牙。	\
邻间钩（颊钩）	①在不锈钢丝末端弯制成直角形的钩，长约 0.6 ~ 0.8 mm 插入牙齿邻接点近龈端，在两邻牙的楔状隙处钩住邻接点，增强矫治器的固位力。钩的末端磨圆顿或加焊银呈球状。②直径为 0.8 mm 不锈钢圆丝弯制。	常用于第一、第二前磨牙间或磨牙之间。	\

b. 加力部分：它是矫治器对需要移动的牙给予矫治力的部分，有弹簧（又称副簧或指簧）、弓簧、螺旋扩大器、弹力橡皮圈等。

弹簧：由弹性不锈钢丝弯制而成。常用 0.5 ~ 0.6 mm 弹性不锈钢丝弯制。临床可根据牙齿移动方向设计出各种形式的弹簧（表 7-2）。

表 7-2　弹簧类型

名称	结构特点	牙移动方式
U 形簧	簧的形状呈 U 形，其游离端紧靠牙冠一侧牙颈部加力，另一端焊在唇弓上或埋于基托内。	加力后可推牙齿向近中或远中移动。
环形簧（别针簧）	可焊在唇弓上或矫治器其他钢丝部件上，也可附着在基托内。	可使作用牙近远中、唇颊向、舌侧、伸长和压入等移动。
双（或三）曲簧	此簧附着在基托组织面盒状凹内，其游离端位于牙齿舌侧牙颈部，长度与牙冠宽度相等。	可推腭（舌）侧错位牙向唇颊侧移动。

弓簧：见表 7-3。

表 7-3　弓簧类型

名称	结构特点	牙移动方式
唇弓	①唇弓中段位于前牙唇面中部，两端向龈方弯制对称的倒 U 形，其顶端距两侧尖牙龈缘 4 ~ 5 mm，末端越过咬合埋入腭侧基托。②直径为 0.8 mm 不锈钢圆丝弯制。	用于内收前牙关闭前牙散在间隙，或减小前牙覆盖。
扩弓簧	①推磨牙远移分裂簧附于后牙拥挤处的基托内。使用直径为 0.8 mm 的不锈钢圆丝弯制。②扩弓（缩弓）用途分裂簧在腭中缝相当于第一、第二前磨牙处，同时第一、第二磨牙处腭中缝处也放置一后扩弓簧，形状如 M 形。	根据放置部位不同，可有如下作用：①推磨牙向远中。②再根据加力方式不同，可以扩大（或缩小）牙弓。

螺旋扩大器：由螺丝、螺母块、导栓、钥匙组成，加力时将钥匙插入螺丝孔内旋转即可。根据加力方式可分为快速扩大腭中缝与慢速扩大腭中缝（表7-4）。

表7-4　螺旋扩大器

名称	加力方式
快速扩大腭中缝	每次1/4圈（0.25 mm），每日将螺旋开大至少0.5 mm，即每次旋转至少2次，持续2~3周。
慢速扩大腭中缝	每次1/4圈（0.25 mm），每周仅将螺旋开大1 mm，或2天旋转1次，持续10~12周。

弹性橡皮圈：用于颌内、颌间或口外牵引的矫治力，可在矫治器卡环、唇弓、基托等部位使用。禁止直接套于牙冠上用于关闭牙间隙，否则橡皮圈易滑入牙龈与牙周膜内，严重损失牙齿，甚至造成其脱落。

平面导板与斜面导板：通过升颌肌的收缩力而发挥作用（表7-5）。

表7-5　平面导板与斜面导板

名称	结构	作用
平面导板	基托于前牙的腭侧加厚形成平面。	下颌前牙切缘与平面导板接触，使上下后牙脱离咬合，可压入下颌前牙并伸长后牙，常用于深覆𬌗矫治。
斜面导板	基托于前牙的腭侧加厚形成斜面。	下颌前牙切缘与斜面导板接触，可以导下颌向前矫治下颌后缩。

c. 连接部分：它将活动矫治器的加力部分和固位部分连成一整体，以便发挥矫治力的作用。如基托、唇（舌）弓。

（4）功能矫治器的定义、作用机制、适应证

1）功能矫治器的定义

功能性矫治器本身并不产生任何机械力，是通过改变口面肌肉功能改变口颌系统软硬组织的异常生长，引导其正常生长，从而矫正形成中的错𬌗畸形的矫治器。

2）功能矫治器的作用机制

a. 颌骨的生长改良：即改变上下颌骨的生长方向和生长量，从而协调上下颌骨关系，但对于功能矫治器的长期骨性效应尚存争议。

b. 牙-牙槽骨的变化：一方面表现为在纠正上下颌骨矢状向关系的同时，选择性地控制上下颌牙的垂直高度；另一方面表现为通过差异性地促进或抑制前、后牙的垂直萌出能在一定程度上改善矢状向上下颌骨关系。该牙性和牙槽骨性效应是确定存在的。

c. 口周软组织的变化：即利用戴用矫治器时所产生的肌肉静止张力或激起肌活动所产生的力，作用于唇、舌、升降颌肌群（如翼内肌、翼外肌）等口周软组织，从而改变肌肉对牙和颌骨所施加力的大小、方向和作用时间，使得口颌系统的神经-肌肉环境更有利于牙颌颅面的正常发育与生长，如改变舌体位置、吞咽方式、唇的位置及功能。

3）功能矫治器的适应证

a. 病因学：功能性矫治器主要适用于口面肌肉功能异常所引起的功能性错𬌗及部分早期骨性错𬌗。

b. 生长发育：功能性矫治器最适用于青春生长迸发期前1~2年，并持续整个迸发期。对于中国儿童，女性平均9~10岁，男性平均12~13岁进入青春迸发期。从牙龄上考虑，功能性矫治器的主要使用对象为替牙期患者，乳牙期和恒牙早期也可以使用。

c. 错合类型：功能性矫治器主要用于矫正长度不调，既用于安氏Ⅱ类错𬌗，也用于安氏Ⅲ类错𬌗。功能性矫治器还可用于矫正高度不调，对深覆𬌗效果较好，也可用于开𬌗。此外，功能性矫治器可以用于后牙的宽度不调，但不适用于牙列拥挤、牙齿错位及拔牙病例。如果需要，可在功能性矫治器治疗之后配合

使用固定矫治器排齐牙齿。

2. 难点

（1）常用矫治器的优缺点

常用的活动矫治器可分为传统活动矫治器、无托槽隐形矫治器（透明矫治器），而常用的固定矫治器可分为唇侧固定矫治器、舌侧固定矫治器，其优缺点见表7-6。

表7-6 不同矫治器的优点与缺点

矫治器类型	优点	缺点
传统活动矫治器	①易清洁。②防损伤。③美观影响小。	①支抗不足。②作用力单一。③影响发音。④有异物感，取戴麻烦。⑤剩余间隙难处理。
无托槽隐形矫治器	①美观隐蔽。②舒适方便。③易清洁。④疗效可预测。	①患者依从性要求高。②牙移动实现率待提高。
唇侧固定矫治器	①固位良好，支抗充足。②能使多数牙移动，能实现多种牙移动类型。③能矫治复杂的错𬌗畸形。④体积小，较舒适。⑤不影响发音。⑥临床复诊加力间隔时间长。⑦矫治力容易持续发挥。	①口腔清洁要求高。②固定矫治技术复杂。③矫治力过大易引起牙体、牙周组织损伤。
舌侧固定矫治器	①美观。②不易发生龋坏。③有利于观察牙及唇齿关系的改变。④缓解关节症状。⑤有利于辅助改正不良舌习惯。	①口腔清洁要求高。②影响舌、语音及咀嚼能力。③椅旁时间较唇侧固定矫治器更长。

1）传统活动矫治器

a. 优点：①易清洁，患者能够自行摘戴矫治器有利于保持矫治器清洁和口腔卫生。②防损伤，矫治力过大时患者能够自行卸下矫治器，进而避免牙体牙周组织损伤。③美观影响小，患者在重要场合可以暂时取下矫治器。上述优点主要与患者能够自行取戴该矫治器相关。

b. 缺点：①支抗不足。②作用力单一，牙移动类型多为倾斜移动，整体移动难。③影响发音，基托影响舌体活动。④有异物感，取戴麻烦，患者往往难以坚持佩戴，需要患者积极合作，否则疗效不佳。⑤剩余间隙难处理。其中，缺点①②⑤主要与矫治器固位及施力方式相关，③④主要与矫治器体积及固位方式相关。

2）无托槽隐形矫治器

a. 优点：①美观隐蔽。②舒适方便。③易清洁。④疗效可预测，该矫治器借助计算机辅助设计，有利于医生在矫治前预测矫治结果、修改矫治方案和进行医患沟通。

b. 缺点：①患者依从性要求高。②牙移动实现率待提高，临床实际牙移动与计算机设计往往有较大出入，如牙齿伸长、旋转、整体移动。

3）唇侧固定矫治器

a. 优点：①固位良好，支抗充足。②能使多数牙移动，能实现多种牙移动类型，包括整体、转矩、扭转等移动。③能矫治复杂的错𬌗畸形。④体积小，较舒适。⑤不影响发音。⑥临床复诊加力间隔时间长。⑦矫治力容易持续发挥，患者不能自行取戴。

b. 缺点：①对口腔清洁要求高，避免引起龋坏及龈炎。②固定矫治技术复杂，椅旁时间长。③矫治力过大易引起牙体、牙周组织损伤，产生不良后果。

4）舌侧固定矫治器

a. 优点：①美观。②不易发生龋坏，舌侧托槽基底附近的牙面不易发生龋坏，可能与牙齿舌面唾液流量大，能避免牙釉质脱矿有关。③利于观察牙及唇齿关系的改变：由于牙齿唇侧无托槽及弓丝，医患可观察到任何细微的治疗变化，可能利于患者配合。④缓解关节症状：上颌舌侧托槽有类似于咬合板的功能，分开上下颌，利于解除不良咬合和不良肌力的闭锁作用。⑤有利辅助改正不良舌习惯：该矫治器有类似于舌刺的作用，可以帮助舌功能训练。

b. 缺点：①口腔清洁要求高，托槽边缘及黏接剂易增加菌斑及牙石。②影响舌、语音及咀嚼能力。③椅旁时间较唇侧固定矫治器更长。

（2）常用的矫治性活动矫治器及其适应证（表7-7）。

表7-7　常用的矫治性活动矫治器及其适应证

名称	结构特点	适应证	使用方法
𬌗垫式活动矫治器	①由卡环、邻间钩、前牙舌簧、基托、两侧后牙𬌗垫组成。②𬌗垫厚度以解除上下颌前牙反覆𬌗为度。③𬌗垫的咬合面可为仅雕刻沟槽的非解剖式𬌗垫，也可为使下颌处于切对切后退位置的解剖式𬌗垫，便于咀嚼时食物溢流。	①用于纠正前牙反𬌗及解除咬合锁结。②需要上颌前牵引时，可在矫治器位于尖牙近中处伸出两个拉钩，与前方牵引面具使用，牵引上颌向前。	加力舌簧，使上颌前牙向唇侧移动，当反𬌗解除并建立正常覆𬌗、覆盖后，可依次磨低𬌗垫，每次磨去 0.5～1 mm；直至全部磨除。
带翼扩弓活动矫治器	①由双曲唇弓、箭头卡环、前后扩弓簧、基托和翼板组成。	同时扩大上下牙弓。	略
螺旋器分裂基托扩弓器	可以放置于腭中缝相对于前磨牙处、前牙舌侧、后牙舌侧。	根据螺旋器放置部位差异，可分别有扩弓、推前牙向唇侧、推后牙向颊侧、推后牙向远中等作用。	略
平面导板矫治器	基托于前牙的腭侧加厚形成平面	适用于后牙高度不足的低角型深覆𬌗病例。	①当下颌前牙咬在导板上时，使上下颌后牙离开 2.0～3.0 mm，具有压入下颌前牙和升长后牙的作用。②待后牙解除后，用自凝树脂逐次加高平面导板，直至矫治深覆𬌗为止。
斜面导板矫治器	矫治器在上颌前牙腭侧基托前缘形成60°斜向后下的斜面导板。	适用于上颌正常，下颌后缩的远中错𬌗。	①当下颌前牙咬合在斜面导板的前斜面时，上下颌后牙分离，通过斜面导板作用，引导下颌向前移动。②注意勿使下颌前牙咬在斜面导板的后斜面而使下颌后退。

（3）功能矫治器的临床使用程序

1）诊断

同常规诊断。

2）设计

选择矫治器类型，确定咬合重建目标，评估治疗预后，预估下一期治疗目标。

3）咬合重建

根据设计方案，从矢状向、垂直向、横向三维设计下颌的新位置，并用咬合蜡完成𬌗记录，然后将牙模通过颌位记录转移至𬌗架，在这一新的颌骨位置关系上制作矫治器，功能矫治过程中希望下颌在该位置上建立新的𬌗关系。

4）技工室制作。

5）临床使用

a. 临床试戴：患者试戴一段时间，调整不适之处，或对加强矫治器固位。

b. 戴用矫治：对于活动功能矫治器，尽量长时间佩戴（每天至少 12 h）。

c. 保持：对于严重颌骨关系不调的患者，可考虑在达到矫治目标后，继续佩戴功能矫治器 3 ~ 6 个月。

6）后续治疗

常使用固定矫治进行第二期治疗，以进一步调整患者牙性问题。

（4）咬合重建的方法

1）矢状方向

下颌在矢状方向上移动的目的是建立中性磨牙关系。因此，安氏Ⅱ类错𬌗病例下颌应向前移动，两侧移动相等距离。下颌前移的数量，以磨牙关系达到中性为准，一般为 5 mm 左右，若远中深覆盖严重，下颌应分次前移。Ⅱ类错𬌗的亚类，若为功能原因造成，下颌一侧向前移动，一侧保持原位置。

2）垂直方向

下颌垂直打开应超过息止合间隙，一般在磨牙区分开 4 mm 左右。覆𬌗越深，垂直打开越大；反之，覆𬌗越浅，垂直打开越小。在设计Ⅱ类病例下颌前移和垂直打开的数量时有一个原则，下颌在两个方向上移动之和应能激活足够的、但又不过分的肌肉活动。一般而言，下颌前移量与垂直打开量之和在 8 ~ 10 mm。

3）中线考虑

牙齿原因和骨骼原因造成的中线偏斜不是功能性矫治器的适应证。合干扰等功能因素造成的下颌偏斜，在咬合重建时应使上、下中线保持一致。

注意：𬌗位记录完毕后，应将蜡放在石膏模型上核对，检查是否与口内情况相符。如果不符，应该重新记录。

（5）常用功能矫治器的结构及作用特点（表 7-8）。

（6）功能𬌗平面的确立对矢状关系不调的矫治意义

由于上、下后牙垂直萌出的方向不同，上后牙向下、向前萌出而下后牙垂直向上，肌激动器通过后牙牙导面控制上、下后牙的不同萌出，调整功能𬌗平面的高度，从而改变磨牙关系。在Ⅱ类错𬌗的治疗中，抑制上后牙的垂直萌出而促使下后牙自由萌出，在较高的水平位置上建立功能𬌗平面，有利于建立Ⅰ类磨牙关系。相反，抑制下后牙垂直萌出而促使上后牙萌出，在较低的水平位置上建立𬌗平面，有助于使Ⅲ类磨牙关系转变为Ⅰ类磨牙关系。

表7-8 常用功能矫治器的结构及作用特点

名称	结构特点	作用原理	临床使用
肌激动器	a. 基托：塑料基托为肌激动器的主体。其结构要点包括以下几点。 ①范围：向下延伸至口底，后缘必须达到下颌磨牙近中；上、下基托相连。 ②下颌切牙塑胶帽：位于下颌前牙切缘，若塑料帽仅压在下颌前牙区基托，则在阻碍下颌切牙垂直萌出的同时不影响其唇向移动，塑料帽应包含下颌切牙切缘1/3。 ③下颌后牙区域的牙导斜面：位于下颌后牙区基托，通过调磨塑料导斜面控制和引导后牙的垂直萌出。 ④基托大小和形态与上下牙弓匹配；下颌只有处于设计的颌位关系时才将矫治器戴入。 b. 诱导丝：一般由0.9~1.0 mm不锈钢丝弯制的双曲唇弓构成。作用为将肌肉的矫治力传递到上颌前牙；若磨除上颌前牙腭侧部分基托，诱导丝可引导上颌前牙向腭侧倾斜矫正。	戴入矫治器后，下颌因矫治器的牙导斜面的引导被迫向前，向下固定在新的位置上，咀嚼肌群的平衡被打破，下颌下肌群被牵拉和提下颌肌。下颌下肌群被牵接而反射性地提下颌，群被牵拉，由于下颌-矫治器-上颌已联为一体，这一向后的力通过唇弓和牙导斜面传至整个上牙弓和上颌，使其向前的发育受到抑制；与此同时，下颌本身虽受到力的作用，但其位置被固定，因此矫治器对下牙弓施以向前的推力。如果下前牙被塑胶帽包压，而后牙区间无塑料阻挡，提下颌肌群的收缩力还有利于抑制下前牙的萌出和刺激后牙萌出，使深覆𬌗得以矫正。	a. 一般试戴矫治器1周后，绝大多数患者能够适应，并保持矫治器的正确位置。 b. 4~6周复诊一次，按需调磨。一般夜间或休息时佩戴，每天至少佩戴14 h。 安氏Ⅱ类1分类错𬌗一般在治疗10~12个月后，后牙达到中性关系，前牙覆𬌗覆盖正常。
双𬌗垫矫治器	a. 上下𬌗垫： ①上颌𬌗垫：覆盖上颌第二前磨牙和第一恒牙及下第一前磨牙，并在第二前磨牙的近中边缘处形成与𬌗平面成70°的斜面。 ②下颌𬌗垫：覆盖第二前磨牙区，在第二前磨牙的近中边缘处形成与𬌗平面成70°的斜面。 ③上下𬌗垫斜在第二前磨牙区形成上前牙前后与𬌗平面成70°斜面，并保持下颌前伸中的位置。 b. 固位装置： ①改良箭头卡：一般位于上颌第一前磨牙及下第一恒牙。 ②邻间钩：位于下颌前牙之间及上颌前磨牙之间向加强固位，并防止𬌗分相互锁结，引导并保持下颌前伸的位置。 c. 上颌唇弓：控制上颌前牙舌向移动。 d. 附件： ①扩弓装置：针对上颌牙弓宽度不足者，如螺旋扩弓器或分裂簧。 ②口外弓。	略	a. 试戴：逐渐增加试戴时间，待适应后全天戴用。 b. 调磨：4~6周后开始分次磨低上𬌗垫，以促进下颌磨牙的垂直向萌出，一般经4~6次复诊可将上𬌗垫全部磨除，上下磨牙建𬌗；再分2~3次磨除下𬌗垫，使前牙建𬌗。 注意：磨低𬌗垫时，应保持上𬌗垫间70°斜面相互接触的解除方式。对伴有前牙舌倾的病例，建议用下唇弓代替上颌前切牙区的邻牙钩向固位，以免影响下颌前牙萌出。对伴有上颌前突的病例，可配合口外牵引，每晚戴用8~10 h，牵引力为200克/例。

续表

名称	结构特点	作用原理	临床使用
Herbst 矫治器	a. 机械部分： ①该矫治器可被看作一个在上下颌间滑动的人工关节，由两端伸缩装置构成，包括套管、插杆、枢轴、固定螺丝等部件。 ②插杆插入套管内，由上颌第一磨牙区延伸至下颌第一前磨牙区。套管和插杆的末端都有轴孔，固定螺丝穿过轴孔进入轴座，防止伸缩装置从轴座上脱落。 ③套管的长度根据下颌前移的幅度而定，一般以下颌切牙对刃为准，插杆的长度以大张口时不从套管中脱落为宜。 b. 支抗部分： ①现在常用的改良 Herbst 矫治器使用铸造联冠夹板代替带环，其覆盖上下颌后牙区，在左右两侧有腭杆或舌杆相连以增加支抗。 ②对于上颌牙弓狭窄的病例，常使用螺旋扩大器代替上颌腭杆以配合上颌扩弓。	略	a. 印模。 b. 咬合重建与给位记录。 c. 技工室制作。 d. 临床黏结使用。

53

三、试题及参考答案

【名词概念】

（英译汉）

1. appliance

2. anchorage

3. twin block

（汉译英）

4. 箭头卡环

5. 肌激动器

【填空题】

6. 箭头卡环通常用直径为_____的弹性不锈钢丝弯制，前牙用细的，后牙用粗的。

7. 功能性矫治器最适用于_____开始，并持续整个迸发期。

8. 肌激动器（activator）的矫正力来源于_____。

9. 双𬌗垫矫治器（twin block）由上、下合垫组成，上𬌗垫覆盖_____，并在_____形成_____的斜面。下𬌗垫覆盖_____合面，并在_____形成_____的斜面。这种咬合接触关系将下颌引导并保持在前伸位置。

【A 型题】

10. 颌间支抗是指

A. 支抗牙与矫治牙在同一牙弓内，利用支抗牙作为支抗而使矫治牙移动

B. 以枕部、颈部、头顶部等作为支抗进行牙移动

C. 以上颌（上牙弓）或下颌（下牙弓）作为支抗来矫治对颌牙齿，或是调整颌位关系

D. 利用种植体作为支抗来移动牙齿

11. 对需要相反方向移动的两个牙或两组牙，以支抗力作为移动牙齿的矫治力，这类支抗称为

A. 稳定支抗   B. 加强支抗

C. 差动力支抗   D. 交互支抗

12. 箭头卡环（Adams clasp）主要用于

A. 尖牙   B. 双尖牙

C. 第一磨牙   D. 第二磨牙

13. 目前唯一的固定式功能矫治器是

A. Herbst 矫治器   B. 肌激动器

C. 生物调节器   D. 双𬌗垫矫治器

【B 型题】

A. 带环、托槽、弓丝等

B. 带环、托槽、弓丝、栓钉等

C. 基托、腭杆、带颊曲的唇弓、唇挡等

D. 唇挡、颊屏、唇弓、腭弓、𬌗支托等

E. 固位、加力和连接三部分，如箭头卡、临间钩、双曲舌簧、螺旋簧、基托等

14. 活动矫治器常由哪些部分构成

【X 型题】

15. 矫治器应有如下性能

A. 对口腔组织及颌面部无损害，不影响其生长发育和功能

B. 美观、舒适、耐用、易于清洁

C. 力量易于控制，便于调整

D. 材料有一定的强度，具有稳定的支抗

E. 产生持续的重力，加快牙齿的移动

16. 下列描述属于活动矫治器的优点的是

A. 避免损伤牙体组织

B. 能使多数牙移动，整体移动、控根移动等较容易

C. 体积小，舒适

D. 可自行取戴，不影响美观

E. 容易保持矫治器清洁和口腔卫生

17. 下列描述属于固定矫治器的优点的是

A. 固位良好，支抗充足

B. 能控制矫治牙的移动方向

C. 构造简单，制作容易

D. 能矫治较复杂的错合畸形

E. 不影响发音和口语训练

18. 加强支抗的常用方法有

A. 增加用作支抗牙齿的数目

B. 将支抗牙连成一整体增强支抗

C. 增大活动矫治器的基托面积，保持与组织的密贴

D. 利用横腭杆、Nance 弓、舌弓来增强支抗

E. 加用口外唇弓颌外支抗、种植体支抗来增强支抗

19. 活动矫治器的加力部分包括

A. 副簧　　　　　　　　　B. 弓簧　　　　　　　　　C. 弹性橡皮圈

D. 正畸螺旋簧　　　　　　E. 平面导板、斜面导板

【简答题】

20. 根据矫治器的作用目的、力的来源及固位方式，简述矫治器的分类。

21. 试述按作用部位的支抗分类及加强支抗的常用方法。

22. 试述功能矫治器的作用机制。

23. 试述常用的矫治性活动矫治器及其适应证。

【参考答案】

（英译汉）

1. 矫治器：是一种治疗错合畸形的装置，或称正畸矫治器。它可以产生作用力，或是咀嚼肌口周肌的功能作用力通过矫治器使畸形的颌骨、错位牙齿及牙周支持组织发生变化，以利于牙颌面正常生长发育。

2. 支抗：正畸矫治过程中，任何施于矫治牙使其移动的力必然同时产生一个方向相反、大小相同的力，而支持这种矫治力的反作用力的情况称为"支抗"。

3. 双合垫矫治器：由上、下合垫组成，上合垫覆盖磨牙和第二前磨牙合面，并在第二前磨牙近中边缘

嵴处形成向近中 70°的斜面。下𬌗垫覆盖前磨𬌗面，并在第二前磨牙远中边缘嵴处形成向远中 70°的斜面。上下𬌗垫在第二前磨牙区 70°斜面的咬合接触关系将下颌引导并保持在前伸位置。

（汉译英）

4. Adams Clasp：主要用于第一恒磨牙，它有两大类似箭头的突起卡在牙冠颊面的近远中倒凹处，并用横臂梁（卡环体部）连接以达到固位的目的。

5. activator：肌激动器由 Andresen 设计，所以又称 Andresen 矫治器。肌激动器对安氏Ⅱ类 1 分类错𬌗有很好的治疗效果，矫治器通过使下颌前移以及控制牙齿萌出，使颌骨的矢状关系及垂直关系得以改善。肌激动器还用于治疗安氏Ⅱ类 2 分类、安氏Ⅲ类及开𬌗畸形，但不适用安氏Ⅰ类牙列拥挤及上颌前突病例。

6. 0.8 ~ 0.9 mm

7. 青春生长迸发期前 1 ~ 2 年

8. 咀嚼肌　唇挡　颊屏　舌

9. 磨牙和第二前磨牙𬌗面　第二前磨牙近中边缘嵴处　向近中 70°　前磨牙　第二前磨牙远中边缘嵴处　向远中 70°

10. C　11. D　12. C　13. A　14. E　15. ABCD　16. ADE　17. ABDE　18. ABCDE　19. ABCDE

20. 根据作用目的分类：矫治性、预防性、保持性；根据矫治力的来源分类：机械性、磁力性、功能性；根据固位方式分类：固定矫治器、活动矫治器。

21. 按其作用部位可分为：口内支抗、口外支抗。

加强支抗的方法：①增加用作支抗牙齿的数目。②将支抗牙连成一整体增强支抗。③增大活动矫治器的基托面积，保持与组织的密贴。④利用横腭杆、Nance 弓、舌弓来增强支抗。⑤加用口外唇弓颌外支抗来增强支抗。⑥利用种植体作为支抗。

22. 功能矫治器对肌、牙齿槽、颌骨起不同的作用。

（1）肌：在功能矫治中，颌骨的强迫性移位改变了口面肌对牙齿颌骨骼所施力的大小、方向和作用时间，使口面区域的神经肌肉环境有利于𬌗发育和颅面生长。如通过对提下颌肌、舌肌、口唇肌的训练，改变其位置和活动，达到矫治目的。

（2）牙齿和牙槽：功能矫治器可以选择性地控制牙齿的垂直高度，矫治深覆𬌗或开𬌗，建立Ⅱ类或Ⅲ类磨牙关系。同时，还可以引导其在近远中方向、颊舌向做少量的移动。

（3）颅面骨骼：已有动物实验证明，改变下颌的位置能产生明显的骨骼改变，包括髁突生长量、生长方向及时间的改变、颞下颌关节基部的适应性改变及附着处的骨改变等。

23. 常用的矫治性活动矫治器及其适应证如下。

（1）𬌗垫式活动矫治器：用于纠正前牙反𬌗。它由卡环、邻间钩、上前牙腭侧副簧、基托和两侧后牙𬌗垫所组成。𬌗垫厚度以将上下前牙离开 0.5 ~ 1.0 mm 为度。在上下前牙覆𬌗、覆盖关系正常后，可逐渐分次磨低𬌗垫，每次磨去 0.3 ~ 0.5 mm 直至全部磨除。

（2）带翼扩弓活动矫治器。

（3）螺旋器分裂基托矫治器：根据螺旋器各自所在的部位而有不同的作用。

（4）平面导板矫治器：适用于前牙过高、后牙过低所形成的深覆𬌗病例。上前牙腭侧基托的前缘加厚使成平面导板，此导板与𬌗平面平行，当下前牙咬在导板上时，上下后牙离开 2.5 ~ 3.0 mm，可使下前牙压低而下后牙可伸高。

（5）斜面导板矫治器：适用于上颌正常、下颌后缩的远中错𬌗，于上颌活动矫治器上前牙腭侧基托前缘做一斜向后下的斜面导板，当下前牙咬在斜导板前斜面时后牙分开，𬌗间距离加高，颌面肌肉张力增加，肌肉为了恢复原有的张力而发生收缩，此收缩力通过斜面的作用，可引导下牙弓向前移动，以纠正下颌后缩畸形。

第二节 矫形力矫治器和矫治技术、
方丝弓矫治器和矫治技术、直丝弓矫治器和矫治技术

一、教学内容和目的要求

1. 教学内容

（1）矫形力矫治器和矫治技术、方丝弓矫治技术、直丝弓矫治技术的概念和特点。
（2）临床常用的矫治器的组成、工作原理和应用。

2. 目的要求

（1）掌握矫形力矫治器和矫治技术、方丝弓矫治技术、直丝弓矫治技术的概念和特点。
（2）熟悉矫治器的分类和优缺点。
（3）了解常用的矫治器的组成、工作原理和应用。

二、重点和难点

1. 重点

（1）各类矫治器的优缺点
1）活动矫治器
优点：①患者能自行摘戴，便于洗刷，能保持矫治器和口腔的卫生。②施力过大疼痛时，患者可自行卸下，避免损伤牙体牙周组织。③不影响美观。如有外交、演出等场合需要，晚间戴即可。④能矫治一般常见的错𬌗畸形。⑤构造简单，制作容易。
缺点：①基牙无倒凹者，固位相对差，支抗不足。②作用力单一，牙齿移动方式多为倾斜移动，整体移动难。③影响发音。④有异物感，取戴麻烦，需要患者积极合作，否则疗效不佳。⑤剩余间隙处理难。
2）固定矫治器
优点：①固位良好，支抗充足。②能使多数牙齿移动，整体移动、转矩和扭转等移动容易。③能控制矫治牙的移动方向。④能矫治较复杂的错𬌗畸形。⑤体积小，较舒适。⑥不影响发音和口语训练。⑦临床复诊加力间隔时间长。⑧疗程较短，患者不能自行将矫治器摘下不戴，所以矫治力得以持续发挥。
缺点：①如不能特别注意口腔保健易引起龋齿、龈炎。②临床上椅旁操作时间较长。③如力量过大，患者不能自行取卸，容易引起牙体、牙周组织损伤。
（2）支抗（anchorage）
1）定义：正畸矫治过程中，任何施于矫治牙使其移动的力必然同时产生一个方向相反、大小相同的力，而支持这种矫治力的反作用力的情况称为"支抗"。在正畸治疗中，支抗部分包括抗基牙、牙槽、腭部、颌骨、头枕部、种植体等。按其作用部位可分为颌内支抗、颌间支抗、颌外支抗。
2）关于支抗的几个概念
交互支抗：对需要相反方向移动的两颗牙或两组牙，以支抗力作为移动牙齿的矫治力，这类支抗称为交互支抗。
差动力支抗：同样大小的力作用于不同的牙齿，使需要移动的牙得以移动，不需要移动的牙少移动或不移动。其机制在于不同牙牙周膜面积的差异。
稳定支抗：在牙周膜面积相等的情况下，整体移动所需的矫治力大于倾斜移动，可以用一组牙的整体移动来对抗另一组牙的倾斜移动，使整体移动的牙少移动或不移动，让倾斜移动的牙得以移动。

加强支抗：通过增加支抗单位的数目和面积来分散反作用力，使需要移动的牙得以移动，不需要移动的牙少移动或不移动。

3）支抗的分类

Stoner 以拔牙后允许下后牙前移量为依据将支抗分为三类，即最小支抗、中度支抗和最大支抗。

最小支抗：这种支抗设计允许下后牙前移量超过拔牙间隙量的 1/2 以上。

中度支抗：这种支抗设计允许下后牙前移量为拔牙间隙量的 1/4 ~ 1/2。

最大支抗：这种支抗设计允许下后牙前移量不超过拔牙间隙量的 1/4。

4）加强支抗的方法

①增加用作支抗牙齿的数目。②将支抗牙连成一整体增强支抗。③增大活动矫治器的基托面积，保持与组织的密贴。④利用横腭杆、Nance 弓、舌弓来增强支抗。⑤加用口外唇弓颌外支抗来增强支抗。⑥利用种植体作为支抗。

（3）常用的矫治性活动矫治器及其适应证

拾垫式活动矫治器：用于纠正前牙反拾。它由卡环、邻间钩、上前牙腭侧副簧、基托和两侧后牙拾垫所组成。拾垫厚度以将上下前牙离开 0.5 ~ 1.0 mm 为度。在上下前牙覆拾、覆盖关系正常后，可逐渐分次磨低拾垫，每次磨去 0.3 ~ 0.5 mm 直至全部磨除。

带翼扩弓活动矫治器。

螺旋器分裂基托矫治器：根据螺旋器各自所在的部位而有不同的作用。

平面导板矫治器：适用于前牙过高、后牙过低所形成的深覆拾病例。上前牙腭侧基托的前缘加厚使成平面导板，此导板与拾平面平行，当下前牙咬在导板上时，上下后牙离开 2.5 ~ 3.0 mm，可使下前牙压低而下后牙可伸高。

斜面导板矫治器：适用于上颌正常、下颌后缩的远中错拾，于上颌活动矫治器上前牙腭侧基托前缘做一斜向后下的斜面导板，当下前牙咬在斜导板前斜面时后牙分开，殆间距离加高，颌面肌肉张力增加，肌肉为了恢复原有的张力而发生收缩，此收缩力通过斜面的作用，可引导下牙弓向前移动，以纠正下颌后缩畸形。

（4）功能性矫治器和矫治技术

功能性矫治器本身并不产生任何机械力，其作用是通过改变口面肌肉功能来改变口颌系统软硬组织的异常生长，引导其正常生长，从而矫正形成中的错拾畸形。分类如下：

简单功能性矫治器：此类矫治器直接将肌力传递到牙齿，可以单独使用，但多作为其他矫治器的组成部分。例如，上颌斜面导板、平面导板、下颌塑料联冠式斜面导板、唇挡、前庭盾等。

肌激动器类（activators）：此类矫治器通过改变下颌位置刺激咀嚼肌兴奋，由此产生的力通过矫治器传递至牙齿、颌骨，起到功能性颌骨矫形作用。属于此类的矫治器有肌激动器（activator）、生物调节器（bionator）、咬合前移器（Herbst 矫治器）、双拾垫矫治器（Twin-block）、Bimler 矫治器、Kinetor 矫治器等。其中 Herbst 矫治器是目前唯一的固定式功能矫治器。

功能调节器（function regulator）：又称 Frankel 矫治器。这类功能性矫治器虽然也改变了下颌位置，但其主要作用部位在牙弓之外的口腔前庭，矫治器通过唇挡和颊屏改变口周肌肉的动力平衡而影响牙弓颌骨的发育。

（5）常用功能性矫治器

1）肌激动器（activator）。

2）功能调节器（function regulator，FR）

功能调节器是由德国 R. Frankel 在 20 世纪 60 年代设计的一种活动矫治器，所以又称为 Frankel 矫治器。该矫治器被称为"正畸矫治器的一个革命"。

原理：FR 与其他功能矫治器的最大区别在于，其主要作用部位在口腔前庭区。矫治器用唇挡、颊盾遮挡住唇、颊肌，使发育中的牙列免受异常口周肌功能影响，从而开创一个环境，使牙弓、颌骨在长、宽、高三个方位上能最大限度地发育，唇挡、颊屏可以牵拉前庭沟处的骨膜，刺激该部的齿槽骨生长。其次，RF 也需要移动下颌，但方法与其他功能矫治器不同。如 RF-Ⅱ与下牙弓完全没有接触，只是依靠与下切牙区牙槽骨接触的塑胶下舌托使下颌处于前伸位置，矫治器的主要支抗位于上颌磨牙，不会引起下切牙的唇倾。最后，FR 用磨牙支托控制后牙萌出，不需像肌激动器那样调磨基托牙导面来完成。

构造：咬合重建与肌激动器类似。

3）生物调节器（bionator）

生物调节器是一种调节舌位置，促使唇闭合，改善牙弓形态和牙弓关系以确定中性合的颌骨功能矫形器，由 Blaters 在 1965 年设计。

原理：原设计者十分强调舌功能活动的重要性，认为舌是口腔反射活动的中心，舌与唇颊的功能平衡对𬌗的发育有重要影响。他认为Ⅱ类错𬌗是舌位置靠后的结果。Ⅲ类错𬌗是因为舌位置靠前。Ⅰ类错𬌗则是因为舌功能比颊肌功能弱，因而牙弓宽度发育不足，牙列拥挤。他还认为：唇的封闭是生长潜力自由发展的前提，唇功能异常，生长将受阻。基于这种理论，Balaters 设计了腭杆来引导舌的位置，设计了附有颊曲的唇弓来阻挡颊肌的压力，同时在各类错𬌗的治疗中都引导下颌向前至切牙对刃，以促使上、下唇闭合。

构造：包括塑胶基托、腭杆和唇弓三部分。塑胶基托与肌激动顺者类似，但体积要小得多。

咬合重建：类似于肌激动器。

4）双𬌗垫矫治器（twin block）

原理：由上、下𬌗垫组成，上𬌗垫覆盖磨牙和第二前磨𬌗面，并在第二前磨牙近中边缘脊处形成向近中 70°的斜面。下𬌗垫覆盖前磨𬌗面，并在第二前磨牙远中边缘嵴处形成向远中 70°的斜面。上下𬌗垫在第二前磨牙区 70°斜面的咬合接触关系将下颌引导并保持在前伸位置。

咬合重建：遵循功能矫治器的原则。

（6）矫形力矫治器和矫治技术

矫形力是指用于移动牙弓、颌骨位置或诱发骨组织改建从而刺激颌骨生长的矫治力，其力值大大高于移动牙齿的正畸力。对处于生长发育期的骨性错𬌗畸形患者，矫形力可对颌骨畸形进行生长改良的矫治。

1）矫形力矫治器分类

口内矫形力矫治器，用于刺激颌骨生长从而改善牙弓形态，例如上颌螺旋扩弓器。

口外矫形力矫治器，以头顶、枕、颈、额、颏等的口外结构作为抗基，适用矫形力作用于牙齿和颌骨，起到抑制或促进颌骨的生长发育，改变骨骼的生长方向的作用，以达到矫治牙颌面部畸形的目的。例如，头帽－口外弓、J 形钩、上颌前方牵引矫治器、头帽颏兜。

2）上颌螺旋扩弓器

矫治器的作用：①开展腭中缝，增加上颌骨宽度。②上颌后牙的颊向倾斜。

矫治器的适应证：①促进上颌骨横向发育，对于上颌宽度发育不足的牙弓狭窄病例，可通过扩大腭中缝，扩大上颌骨和上颌牙弓宽度。②获得间隙，通过扩大上颌骨和上颌牙弓宽度，可获得一定间隙利于解除上颌牙列拥挤。③与上颌前牵引矫治器同时使用，有利于上颌骨缝松解，利于上颌骨向前发育。

扩弓后的保持：快速扩弓后，一般至少要用原扩弓装置保持 6 个月，慢速扩弓后，保持期需 3 个月。

3）头帽与口外弓矫治器

矫治器的组成：①口外部分，又称支抗部分，包括头帽或颈带。②口内部分，是承受矫形力作用的口内装置，在矫形力的作用下带动牙齿和牙槽骨移动，改变颌骨的生长量和生长方向。③连接部分，包括内弓和外弓。④施力部分，是头帽口外弓的施力来源，位于连接部分与口外部分之间，常见的如橡皮圈、牵引弹簧等。

矫治器的作用：①对处于生长发育期的骨性错𬌗畸形进行生长改良，抑制上颌骨向前生长；②作为其他矫治方法的补充或辅助装置，用于增强磨牙支抗、远中移动磨牙。

矫治器的适应证：头帽口外弓包括高位牵引、低位牵引、水平牵引等不同的牵引方式，不同牵引方式决定上颌和上颌磨牙在垂直向和矢状向上的变化，进而影响整个颌骨的生长型。口外牵引方式的选择应以能够提供对颌牙、牙槽和牙齿垂直向上的正确控制为前提。

4）J形钩

矫治器的组成：①口外部分，是头帽，起到支抗作用。②连接部分，J形钩。③口内部分，主弓丝或主弓丝上的牵引钩。④施力部分，头帽上的牵引弹簧或橡皮圈。

矫治器的作用：①远中移动尖牙或内收切牙。②通过阻挡曲或螺旋弹簧的传递，将牵引力传递至磨牙用以推磨牙向远中或加强磨牙支抗。

5）头帽颏兜矫治器

矫治器的组成：①支抗部分，为头枕部，通过与头枕部形态相适应的头帽来实现。②力的作用部分，为颏部，通过与颏部形态相适应的颏兜来实现。③施力部分，通过连接头帽与颏兜上牵引钩的橡皮圈或牵引弹簧而产生弹力。

矫治器的作用：①抑制下颌生长，用于下颌骨生长过度或有过度倾向的安氏Ⅲ类错𬴩病例。②矫治下颌功能性前伸，用于因下颌前伸习惯引起的功能性反𬴩。③保持下颌位置关系，用于下颌发育过度或有过度趋势的前牙反𬴩矫治后的保持手段。④舌向倾斜下颌切牙，用于下颌切牙唇倾的前牙反𬴩。

矫治器的适应证：①轻度下颌发育过度的安氏Ⅲ类错𬴩。②下颌可后退至前牙对刃或接近对刃的前牙反𬴩。③前下面高短的低角短面型。④下颌切牙位置正常或唇倾。⑤无明显颞下颌关节症状。

6）上颌前方牵引矫治器

矫治器的组成：①口外部分，由额垫、颏兜以及将其连接在一起的牵引架三部件构成。②口内部分，可以上上颌全牙弓平面式𬴩垫、固定式螺旋扩大器、上颌固定矫治器等。③施力部分，连接口内装置和牵引架的弹性橡皮圈。

矫治器的作用：①促进上颌骨的生长发育，用于上颌发育不足的Ⅲ类错𬴩。②下颌向下、向后旋转，由于前牵引器是以额部和颏部为支抗部位，因此在促进上颌骨和上颌牙弓向前生长的同时，可使下颌骨向下、向后发生顺时针旋转。③前移上颌牙列。④下颌前牙舌倾。

矫治器的最佳适用条件：①6～8岁上颌发育不足的儿童。②上颌前牙牙轴正常或舌倾。③短面型或均角型患者。

2. 重点

固定矫治器和矫治技术重点内容如下。

（1）方丝弓矫治器和矫治技术

1）方丝弓矫治器的主要组成部分

①带环（band）。②托槽（bracket）。③矫治弓丝。④颊管（buccal tube）。⑤其他附件。

2）方丝弓矫治器的特点和基本原理

主要特点：①能有效地控制矫治牙各个方向的移动。方丝弓矫治器能使牙齿做近远中、唇颊舌向及𬴩向等各方向的移动，并且在牙齿移动时能做到整体移动和控根移动。②由于每个牙上都有托槽而弓丝嵌入槽沟后经结扎丝固定，牙弓由弓丝连成一整体，具有较大的支抗力。

牙移动原理：①被弯曲矫治弓丝的形变复位。②应用保持性的弓丝，对牙齿的移动起引导和控制作用，这一类弓丝的作用力是要外加的，最常用的是借助于橡皮弹力牵引圈或螺旋弹簧，而使矫治牙移动或改正颌间关系。

3）方丝弓矫治器矫治弓丝弯制的基本要求和方法

方丝弓矫治器在矫治弓丝的弯制中，有三个常规序列弯曲，这三个序列弯曲是按矫治牙做不同方向移动的需要而设计的。

①第一序列弯曲（first order bend）：是矫治弓丝在水平向的弯曲，主要有两种基本类型的弯曲：内收弯（inset）和外展弯（offset）。经第一序列弯曲完成后的上下颌弓丝代表正常牙弓形态的自然弧度。

②第二序列弯曲（second order bend）：是矫治弓丝在垂直向的弯曲，这类弯曲可使牙升高或压低，亦可使牙前倾或后倾。第二序列弯曲有后倾弯（tip back bend）、末端后倾弯（terminal tip back bend）、前倾弯（tip forward bend）及前牙轴倾弯（axial positional bend）。第二序列弯曲中，选用后倾弯还是前倾弯，一般依不同类别的错𬌗而定，因为后倾弯、末端后倾弯可以使后牙升高，前牙压低，同时有防止支抗牙前倾的作用力；前倾弯则与其相反，有压低后牙、升高前牙的作用。第二序列弯曲中，上颌弓丝还包括有切牙区轴倾弯，轴倾弯只在上中切牙和侧切牙部位弯制，使矫治过程中切牙保持正常𬌗时的轴倾度，以维持切牙的良好外观。

第一、二序列弯曲，在方丝弓矫治器的应用中，可在圆形弓或方形弓上弯制。

③第三序列弯曲（third order bend）：只能在方形弓丝上完成。这类弯曲是在方形弓丝上做转矩（torque），而产生转矩力。转矩力的应用主要为对矫治牙作控根移动，使牙根做唇颊、舌向的移动，同时，可在拔牙矫治病例中使牙齿移动时保持牙根平行。转矩可分为根舌向转矩（lingual root torque）及根唇（颊）向转矩（labial root torque）。由于转矩力本身存在一对力偶，故根舌向转矩亦为冠唇向转矩（labial crown torque），而根唇（颊）向转矩亦即为冠舌向转矩（lingual crown torque）。因而转矩弯曲为了控根移动，往往要在牙上与另一个矫治力共同作用才能达到牙根移动而牙冠不动的目的。

第三序列弯曲是方丝弓矫治器中的一个重要特征，是对牙齿进行控根移动的关键步骤。

4）方丝弓矫治器的基本矫治步骤

所有的矫治病例可分为拔牙矫治与不拔牙矫治两类，其矫治目标是一样的。拔牙矫治的病例一般分为四个步骤。

①排齐和整平牙列：这是第一阶段矫治，主要使上下牙弓错位的牙齿排列整齐和平整，在这一阶段中，不解决牙弓间错位关系。这一矫治阶段以圆形钢丝作为矫治弓丝。

②关闭拔牙间隙及矫治𬌗关系：这一阶段可开始使用方形弓丝，弯制成具有第一或第一第二序列常规弯曲的方形弓丝。矫治包括拉尖牙向远中，关闭拔牙间隙，矫治前牙深覆盖及上下牙弓间𬌗关系等内容，这是整个矫治过程中较为关键和困难的步骤。

③牙位及𬌗接触关系的进一步调整：这一阶段使用的方丝弓具有良好的牙弓形态及各个牙近远中轴倾度的理想形态，故称这一弓丝为理想型弓丝（ideal wire）。

④保持。

（2）直丝弓矫治器和矫治技术

直丝弓矫治器设计的基础是正常𬌗的六项标准。直丝弓矫治器源于方丝弓矫治器，但却消除了在弓丝上弯制第一、第二、第三序列弯曲的必要，一根有基本弓形的平直弓丝插入托槽，就可以完成牙齿三方位的移动；治疗结束时，最后完成弓丝也完全平直，所以称为直丝牙矫治器（straight wire appliance，SWA），又称预置矫治器（preadjusted appliance）。

1）正常𬌗六关键（six keys to normal occlusion）

①磨牙关系：上颌第一恒磨牙近中颊尖咬合于下颌第一恒磨牙近中颊沟上；同样重要的是上颌第一恒磨牙的远中颊尖咬合于下颌第二恒磨牙近中颊尖的近中斜面上，上颌尖牙咬合于下颌尖牙和第一前磨牙之间。

②牙齿近、远中倾斜（冠角、轴倾角）：牙齿临床冠长轴与𬌗平面垂线所组成的角为冠角或轴倾角（tip），代表了牙齿的近、远中倾斜程度。临床冠长轴的龈端向远中倾斜时冠角为正值，向近中倾斜时冠角为负值。正常𬌗的冠角大都为正值。

③牙齿唇（颊）—舌向倾斜（冠倾斜、冠转矩）：牙齿临床冠长轴的唇（颊）舌向倾斜度称为冠倾斜或冠转矩。不同牙齿有不同的冠转矩：上切牙冠向唇侧倾斜而下切牙冠接近直立；从尖牙起，上、下后牙牙冠都向舌侧倾斜，磨牙比前磨牙更明显。

④旋转：正常𬌗应当没有不适当的牙齿旋转。

⑤间隙：正常𬌗牙弓中牙齿都保持相互接触，无牙间隙存在。

⑥牙殆曲线：正常殆的纵殆曲线较为平直，或稍有 Spee 曲线，Spee 曲线深度在 0～2 mm。Spee 曲线较深时，上颌牙齿可利用的殆面受限，上牙弓间隙不足以容纳上牙。颠倒的 Spee 曲线为上颌牙齿提供的殆面过大，上牙的间隙过多。平整较深的 Spee 曲线将使下牙弓的周径和弓长增加，使下牙弓的殆面能与上牙弓建立良好的殆接触。

正常殆六关键是殆的最佳自然状态，也是正畸治疗的目标。

2）直丝弓矫治器的原理

直丝弓矫治器的托槽是矫治器的关键部件。矫治目的即所希望达到的牙齿位置，包括近远中的倾斜，唇（颊）舌向倾斜，以及内、外侧位置都已包含在托槽之内，因而不用像标准方丝弓矫治器那样在弓丝上弯制三种序列弯曲。

①消除第一序列弯曲：正常牙齿在牙弓中的唇（颊）一舌位置有所差别，若以牙齿唇（颊）面的最突点至牙齿接触点连线的距离代表牙冠突度，各个牙齿的冠突度都不相同。标准方丝弓矫治器需要在弓丝上弯制第一序列弯曲使牙齿到位并保持在这一位置。直丝弓矫治器通过调节托槽底的厚度，自动完成这种牙齿移动，使牙齿在牙弓中保持正确的唇（颊）舌位置关系。

上颌第一磨牙颊侧尖连线或牙齿接触点连线成 10°；下颌第一恒磨牙近中颊尖与远中颊尖连线与牙齿接触点连线平行，以此设计磨牙带环颊面管的补偿角度。

②消除第二序列弯曲：以上颌尖牙为例：正常上颌尖牙牙冠长轴向远中倾斜，冠长轴与合平面垂线之间的成角为 11°。标准方丝弓矫治器在粘着托槽时将托槽向近中适量倾斜或在弓丝上弯制第二序列弯曲来使牙齿达到这种位置。直丝弓矫治器托槽的槽沟包含了 11°的角，弓丝纳入槽骨时将自动产生 11°的向远中倾斜的力，当弓丝恢复原来的平直形状的牙齿就完成了所需要的移动，冠向远中倾斜 11°。

直丝弓矫治器的托槽，根据不同牙齿的位置，在槽沟上加入了不同的近远中倾斜角度。注意此角度依据临床冠确定而不是整个牙长轴。

③消除第三序列弯曲：正常上颌尖牙牙冠稍向舌侧倾斜，转矩角－7°。标准方丝弓矫治器在弓丝上弯制第三序列弯曲，使牙冠舌向倾斜 7°，直丝弓矫治器托槽在托槽底上加入了－7°的角，当直丝纳入槽内后，将自动产生使牙冠舌向倾斜 7°的力。

直丝弓矫治器的托槽，根据不同牙齿的位置，在托槽底上或槽沟上加入了不同的冠唇（颊）舌向转矩。同样，此角度依赖临床冠长轴而不是牙根长轴。

3）直丝弓矫治器的设计

①Andrews 直丝弓矫治器。Andrews 设计的标准直丝弓托槽（standard SWA），用于 ANB 角小于 5°的不拔牙病例；拔牙病例直丝弓托槽（translation SWA），在托槽上增加了抗倾斜和抗旋转成分。

②Roth 直丝弓矫治器。Roth 从正畸功能殆的要求出发，对 Andrews 托槽进行了改良，设计了一套能解决大多数错殆类型的直丝弓矫治器，其主要设计思想为：a. 一种托槽系列适合大部分患者；b. 托槽所包含的角度可以完成牙齿三方向的轻度过矫治；c. 允许牙齿轻微倾斜移动，而不是像 Andrews 托槽那样完全整体移动牙齿；d. 切牙托槽的位置稍靠切端，以省去弓丝的代偿弯曲。

③滑动直丝弓矫治器。McLaughlin、Bennett 和 Trevisi 发展出滑动直丝弓矫治器，滑动直丝弓托槽与 Andrews-Roth 托槽的主要区别在于：修改了托槽预成的数据，前牙轴倾度采用了原始的数值，切牙和磨牙增加了额外的转矩。滑动直丝弓矫治器推荐使用三种基本弓形，即卵圆形、尖圆形、方圆形。

④基于正常中国人牙齿特征的直丝弓矫治器。国内学者先后对正常殆中国人牙齿形态进行研究得出冠突度、冠角、冠转矩、临床冠中心高度、临床冠中心龈－殆向弧度、近远中弧度以及弓形等全部基础数据，根据中国人数据设计出矫治器进行临床应用评价、验证并加以改进，发展出了基于正常殆中国人牙齿特征的直丝弓矫治器。

4）矫治程序

直丝弓是源于方丝弓矫治器，遵循方丝弓矫治器的治疗原则。

三、试题及参考答案

【名词概念】

（英译汉）

1. appliance

2. anchorage

3. functional appliance

4. functional regulator，FR

5. tip

6. twin block

7. first order bend

8. sliding mechanic

（汉译英）

9. 箭头卡环

10. 肌激动器

11. 转矩

12. 尖牙向后结扎

13. 矫形力

【填空题】

14. Stoner 以拔牙后允许下后牙前移量为依据将支抗分为三类，即最小支抗、中度支抗和最大支抗。最小支抗：这种支抗设计允许下后牙前移量_____；中度支抗：这种支抗设计允许下后牙前移量为_____；最大支抗：这种支抗设计允许下后牙前移量_____。

15. 箭头卡环通常用直径为_____的弹性不锈钢丝弯制，前牙用细的，后牙用粗的。

16. 功能性矫治器最适用于_____开始，并持续整个迸发期。

17. 肌激动器（activator）的矫正力来源于_____；功能调节器（Frankel 矫治器）的主要作用部位在牙弓之外的口腔前庭，矫治器通过_____和_____改变口周肌肉的动力平衡而影响牙弓颌骨的发育；生物调节器（bionator）是一种调节_____位置，促使唇闭合，改善牙弓形态和牙弓关系以确定中性𬌗的颌骨功能矫形器。

18. 双𬌗垫矫治器（twin block）由上、下𬌗垫组成，上𬌗垫覆盖_____，并在_____形成_____的斜面。下𬌗垫覆盖_____𬌗面，并在_____形成_____的斜面。这种咬合接触关系将下颌引导并保持在前伸位置。

19. 第一序列弯曲的两种基本类型的弯曲是_____和_____；第二序列弯曲有_____、_____、_____及_____；第一、第二序列弯曲，在方丝弓矫治器的应用中，可在圆形弓或方形弓上弯制。第三序列弯曲只能在方形弓丝上完成，这类弯曲是在方形弓丝上做_____。

20. 功能性矫治器主要可分为_____、_____、_____三类。

21. 方丝弓矫治器的基本矫治步骤分为_____、_____、_____及_____四部分。

【A 型题】

22. 颌间支抗是指

A. 支抗牙与矫治牙在同一牙弓内，利用支抗牙作为支抗而使矫治牙移动

B. 以枕部、颈部、头顶部等作为支抗进行牙移动

C. 以上颌（上牙弓）或下颌（下牙弓）作为支抗来矫治对颌牙齿，或是调整颌位关系

D. 利用种植体作为支抗来移动牙齿

23. 对需要相反方向移动的两个牙或两组牙，以支抗力作为移动牙齿的矫治力，这类支抗称为

A. 稳定支抗　　　　　　　　　　B. 加强支抗

C. 差动力支抗　　　　　　　　　D. 交互支抗

24. 箭头卡环（Adams clasp）主要用于

A. 尖牙　　　　　　　　　　　　B. 双尖牙

C. 第一磨牙　　　　　　　　　　D. 第二磨牙

25. 目前唯一的固定式功能矫治器是

A. Herbst 矫治器　　　　　　　　B. 肌激动器

C. 生物调节器　　　　　　　　　D. 双𬌗垫矫治器

26. 下列何者不属于固定矫治器的优点

A. 固位良好，支抗充足

B. 能使多数牙移动；整体移动、转矩和扭转等移动容易

C. 能控制矫治牙的移动方向

D. 施过过大疼痛时，患者可自行卸下，避免损伤牙体牙周组织

27. 方丝弓矫治器中对牙齿进行控根移动的关键步骤是

A. 第一序列弯曲　　　　　　　　B. 第二序列弯曲

C. 第三序列弯曲　　　　　　　　D. 以上都是

28. 直丝弓矫治器的托槽，根据不同牙齿的位置，在槽沟上加入了不同的近远中倾斜角度，此角度依据的是

A. 临床牙冠　　　　　　　　　　B. 解剖牙冠

C. 根长　　　　　　　　　　　　D. 整个牙长轴

29. 口外正畸力的力值范围是

A. 125～300 g　　　　　　　　　B. 340～450 g

C. 800～1100 g　　　　　　　　　D. 1200～1700 g

【B 型题】

A. 带环、托槽、弓丝等

B. 带环、托槽、弓丝、栓钉等

C. 基托、腭杆、带颊曲的唇弓、唇挡等

D. 唇挡、颊屏、唇弓、腭弓、𬌗支托等

E. 固位、加力和连接三部分，如箭头卡，邻间钩，双曲舌簧，螺旋簧，基托等

30. 活动矫治器常由哪些部分构成

31. 标准方丝弓矫治器常由哪些部分构成

32. FR 矫治器常由哪些部分构成

A. 安氏 Ⅰ 类错𬌗

B. 安氏 Ⅱ 类 1 分类错𬌗

C. 安氏 Ⅱ 类 2 分类错𬌗

D. 安氏 Ⅲ 类错𬌗

E. 开𬌗

33. FR-Ⅳ型功能矫治器适用于

34. FR-Ⅱ型功能矫治器适用于

35. 标准型生物调节器适用于

【X 型题】

36. 矫治器应有如下性能

A. 对口腔组织及颌面部无损害，不影响其生长发育和功能

B. 美观、舒适、耐用、易于清洁

C. 力量易于控制，便于调整

D. 材料有一定的强度，具有稳定的支抗

E. 产生持续的重力，加快牙齿的移动

37. 下列描述属于活动矫治器的优点的是

A. 避免损伤牙体组织　　　　B. 能使多数牙移动，整体移动、控根移动等较容易

C. 体积小，舒适　　　　　　D. 可自行取戴，不影响美观

E. 容易保持矫治器清洁和口腔卫生

38. 下列描述属于固定矫治器的优点的是

A. 固位良好，支抗充足　　B. 能控制矫治牙的移动方向　　C. 构造简单，制作容易

D. 能矫治较复杂的错𬌗畸形　　E. 不影响发音和口语训练

39. 加强支抗的常用方法有

A. 增加用作支抗牙齿的数目

B. 将支抗牙连成一整体增强支抗

C. 增大活动矫治器的基托面积，保持与组织的密贴

D. 利用横腭杆、Nance 弓、舌弓来增强支抗

E. 加用口外唇弓颌外支抗、种植体支抗来增强支抗

40. 下列弯曲中属于第二序列弯曲的有

A. 转矩　　　　　　　B. 后倾弯和末端后倾弯　　　C. 内收弯

D. 外展弯　　　　　　E. 前倾弯和前牙轴倾弯

41. 活动矫治器的加力部分包括

A. 副簧　　　　　　　B. 弓簧　　　　　　　　C. 弹性橡皮圈

D. 正畸螺旋簧　　　　E. 平面导板、斜面导板

42. 头帽口外弓矫治器组成包括

A. 支抗部件　　　　　B. 口内部件　　　　　　C. 口外部件

D. 连接部件　　　　　E. 施力部件

43. 生物调节器（bionator）的原设计者认为

A. Ⅰ类错𬌗是因为舌功能比颊肌功能弱，因而牙弓宽度发育不足，牙列拥挤

B. Ⅱ类错𬌗是舌位置靠后的结果

C. Ⅲ类错𬌗是因为舌位置靠前

D. 唇的封闭是生长潜力自由发展的前提，唇功能异常，生长将受阻

E. 颊功能异常引起

44. 方丝弓矫治器的主要特点是

A. 所希望达到的牙齿位置，包括近远中的倾斜，唇（颊）舌向倾斜，以及内、外侧位置都已包含在托槽之内，不用在弓丝上弯制三种序列弯曲

B. 能有效地控制矫治牙各个方向的移动

C. 其基础是差动牙移动方式

D. 由于每个牙上都有托槽而弓丝嵌入槽沟后经结扎丝固定，牙弓由弓丝连成一整体，具有较大的支抗力

E. 用了殆的生理磨耗

45. 常用的口外矫形力矫治器有

A. 头帽口外弓矫治器
B. 上颌前方牵引矫治器
C. 后方牵引矫治器
D. J 形钩矫治器
E. 头帽颏兜矫治器

【简答题】

46. 根据矫治器的作用目的、力的来源及固位方式简述矫治器的分类。

47. 试述按作用部位的支抗分类及加强支抗的常用方法。

48. 试述功能矫治器的作用机制。

49. 试述正常殆六关键。

50. 试述方丝弓矫治器的特点和基本原理。

51. 直丝弓矫治技术通过哪些托槽变化来消除方丝弓矫治技术中的三个序列弯曲?

52. 上颌前牵引矫治器的最佳适应条件是什么?

53. 试述功能调节器 (functional regulator, FR) 的原理及各组成部分的作用。

54. 试述常用的矫治性活动矫治器及其适应证。

【参考答案】

(英译汉)

1. 矫治器:是一种治疗错殆畸形的装置,或称正畸矫治器。它可以产生作用力,或是咀嚼肌口周肌的功能作用力通过矫治器使畸形的颌骨、错位牙齿及牙周支持组织发生变化,以利于牙颌面正常生长发育。

2. 支抗:正畸矫治过程中,任何施于矫治牙使其移动的力必然同时产生一个方向相反、大小相同的力,而支持这种矫治力的反作用力的情况称为"支抗"。

3. 功能性矫治器:本身并不产生任何机械力,其作用是通过改变口面肌肉功能改变口颌系统软硬组织的异常生长,引导其正常生长,从而矫正形成中的错殆畸形的一种矫治器。

4. 功能调节器:是由德国 R. Frankel 在 20 世纪 60 年代设计的一种活动矫治器,所以又称为 Frankel 矫治器。这类功能性矫治器虽然也改变了下颌位置,但其主要作用部位在牙弓之外的口腔前庭,矫治器通过唇挡和颊屏改变口周肌肉的动力平衡而影响牙弓颌骨的发育。

5. 冠角或轴倾角:指牙齿的近、远中倾斜,牙齿临床冠长轴与殆平面垂线所组成的角为冠角或轴倾角,代表了牙齿的近、远中倾斜程度。

6. 双殆垫矫治器:由上、下殆垫组成,上殆垫覆盖磨牙和第二前磨牙殆面,并在第二前磨牙近中边缘嵴处形成向近中 70°的斜面。下殆垫覆盖前磨牙殆面,并在第二前磨牙远中边缘嵴处形成向远中 70°的斜面。上下殆垫在第二前磨牙区 70°斜面的咬合接触关系将下颌引导并保持在前伸位置。

7. 第一序列弯曲:是矫治弓丝在水平向的弯曲,主要有两种基本类型的弯曲,即内收弯和外展弯。经第一序列弯曲完成后的上下颌弓丝代表正常牙弓形态的自然弧度。

8. 滑动法:指牙弓完全平整后,使用 0.019 英寸 ×0.025 英寸不锈钢方丝(0.022 英寸 ×0.028 英寸托槽),在尖牙托槽近中弓丝上置牵引钩,用 50~100 g 颌内牵引力,一次性完成 6 个前牙的后移和控根,是直丝弓矫治技术特有的关闭拔牙间隙的方法。

(汉译英)

9. Adams 卡环,主要用于第一恒磨牙,它有两大类似箭头的突起卡在牙冠颊面的近远中倒凹处,并用横臂梁(卡环体部)连接以达到固位的目的。

10. activator,肌激动器由 Andresen 设计,所以又称 Andresen 矫治器。肌激动器对安氏 Ⅱ 类 1 分类错殆有很好的治疗效果,矫治器通过使下颌前移以及控制牙齿萌出,使颌骨的矢状关系及垂直关系得以改善。

肌激动器还用于治疗安氏Ⅱ类2分类、安氏Ⅲ类错𬌗以及开𬌗畸形，但不适用安氏Ⅰ类牙列拥挤及上颌前突病例。

11. torque，指牙齿的唇（颊）－舌向倾斜，牙齿临床冠长轴的唇（颊）舌向倾斜度称为冠倾斜或冠转矩。

12. laceback，指在直丝弓矫治技术中用结扎丝从牙弓最远中的磨牙颊面管至尖牙托槽之间进行8字连续结扎。

13. orthopedic force，是指用于移动牙弓、颌骨位置或诱发骨组织改建从而刺激颌骨生长的矫治力，其力值大大高于移动牙齿的正畸力。矫形力通常为间歇力，每日作用于颌骨的时间为12～16 h。矫形力具有正畸力无法替代的独特作用，尤其对处于生长发育期的骨性错𬌗畸形患者，矫形力可对颌骨畸形进行生长改良矫治。

14. 超过拔牙间隙量的1/2以上　拔牙间隙量的1/4～1/2　不超过拔牙间隙量的1/4

15. 0.8～0.9 mm

16. 青春生长迸发期前1～2年

17. 咀嚼肌　唇挡　颊屏　舌

18. 磨牙和第二前磨牙𬌗面　第二前磨牙近中边缘嵴处　向近中70°　前磨牙　第二前磨牙远中边缘嵴处　向远中70°

19. 内收弯　外展弯　后倾弯　末端后倾弯　前倾弯　前牙轴倾弯　转矩

20. 简单功能性矫治器　肌激动器类　功能调节器

21. 排平和整平牙列　关闭拔牙间隙及矫治𬌗关系　牙位及𬌗接触关系的进一步调整　保持

22. C　23. D　24. C　25. A　26. D　27. C　28. A　29. B　30. E　31. A　32. D　33. E　34. C　35. B

36. ABCD　37. ADE　38. ABDE　39. ABCDE　40. BE　41. ABCDE　42. ABDE　43. ABCD　44. BD　45. ABDE

46. 根据作用目的分类：矫治性、预防性、保持性。根据矫治力的来源分类：机械性、磁力性、功能性。根据固位方式分类：固定矫治器、活动矫治器。

47. 按其作用部位可分为：颌内支抗、颌间支抗、颌外支抗。

加强支抗的方法：①增加用作支抗牙齿的数目。②将支抗牙连成一整体增强支抗。③增大活动矫治器的基托面积，保持与组织的密贴。④利用横腭杆、Nance弓、舌弓来增强支抗。⑤加用口外唇弓颌外支抗来增强支抗。⑥利用种植体作为支抗。

48. 功能矫治器对肌、牙齿槽和颌骨起不同的作用。

（1）肌：在功能矫治中，颌骨的强迫性移位改变了口面肌对牙齿颌骨骼所施力的大小、方向和作用时间，使口面区域的神经肌肉环境有利于𬌗发育和颅面生长。如通过对提下颌肌、舌肌、口唇肌的训练，改变其位置和活动，达到矫治目的。

（2）牙齿和牙槽：功能矫治器可以选择性地控制牙齿的垂直高度，矫治深覆𬌗或开𬌗，建立Ⅱ类或Ⅲ类磨牙关系。同时，还可以引导其在近远中方向、颊舌向做少量的移动。

（3）颅面骨骼：已有动物实验证明，改变下颌的位置能产生明显的骨骼改变，包括髁突生长量、生长方向及时间的改变、颞下颌关节基部的适应性改变及附着处的骨改变等。

49. 正常𬌗六项标准

（1）磨牙关系：上颌第一恒磨牙近中颊尖咬合于下颌第一恒磨牙近中沟上；同样重要的是上颌第一恒磨牙的远中颊尖咬合于下颌第二恒磨牙近中颊尖的近中斜面上，上颌尖牙咬合下颌尖牙和第一前磨牙之间。

（2）牙齿近、远中倾斜（冠角、轴倾角）：牙齿临床冠长轴与合平面垂线所组成的角为冠角或轴倾角，代表了牙齿的近、远中倾斜程度。临床冠长轴的龈端向远中倾斜时冠角为正值，向近中倾斜时冠角为负值。正常𬌗的冠角大都为正值。

（3）牙齿唇（颊）—舌向倾斜（冠倾斜、冠转矩）：牙齿临床冠长轴的唇（颊）舌向倾斜度称为冠倾斜或冠转矩。不同牙齿有不同的冠转矩：上切牙冠向唇侧倾斜而下切牙冠接近直立；从尖牙起，上、下后牙牙冠都向舌侧倾斜，磨牙比前磨牙更明显。

（4）旋转：正常𬌗应当没有不适当的牙齿旋转。

（5）间隙：正常𬌗牙弓中牙齿都保持相互接触，无牙间隙存在。

（6）牙𬌗曲线：正常𬌗的纵𬌗曲线较为平直，或稍有 Spee 曲线，Spee 曲线深度在 0 ~ 2 mm。Spee 曲线较深时，上颌牙齿可利用的𬌗面受限，上牙弓间隙不足以容纳上牙。颠倒的 Spee 曲线为上颌牙齿提供的𬌗面过大，上牙的间隙过多。平整较深的 Spee 曲线将使下牙弓的周径和弓长增加，使下牙弓的𬌗面能与上牙弓建立良好的合接触。

正常𬌗六项标准是合的最佳自然状态，也是正畸治疗的目标。

50. 主要特点：①能有效地控制矫治牙各个方向的移动。方丝弓矫治器能使牙齿做近远中、唇颊舌向及𬌗向等各方向的移动，并且在牙齿移动时能做到整体移动和控根移动。②由于每个牙上都有托槽而弓丝嵌入槽沟后经结扎丝固定，牙弓由弓丝连成一整体，具有较大的支抗力。

牙移动原理：①被弯曲矫治弓丝的形变复位。②应用保持性的弓丝，对牙齿的移动起引导和控制作用，这一类弓丝的作用力是要外加的，最常用的是借助于橡皮弹力牵引圈或螺旋弹簧，而使矫治牙移动或改正颌间关系。

51. 直丝弓矫治器的托槽是矫治器的关键部件。矫治目的即所希望达到的牙齿位置，包括近远中的倾斜，唇（颊）舌向倾斜，以及内、外侧位置都已包含在托槽之内，因而不用像标准方丝弓矫治器那样在弓丝上弯制三种序列弯曲。

（1）消除第一序列弯曲：直丝弓矫治器通过调节托槽底的厚度，自动完成这种牙齿移动，使牙齿在牙弓中保持正确的唇（颊）舌位置关系。

（2）消除第二序列弯曲：直丝弓矫治器的托槽，根据不同牙齿的位置，在槽沟上加入了不同的近远中倾斜角度。

（3）消除第三序列弯曲：直丝弓矫治器的托槽，根据不同牙齿的位置，在托槽底上或槽沟上加入了不同的冠唇（颊）舌向转矩。

52.（1）6 ~ 8 岁上颌发育不足的儿童；

（2）上颌前牙牙轴正常或舌倾；

（3）短面型或均角型患者。

53.（1）原理：Frankel 认为，牙及牙槽的正常发育依赖于肌肉的功能正常，对张力不足的肌肉应加强训练，收缩力过强的肌肉应消除异常的张力，使牙弓内外的肌力协调平衡。

（2）组成

1）塑胶部分

A. 颊屏：a. 牵张前庭沟底区的骨膜，刺激骨质沉积。b. 消除颊肌对上颌侧方的压力而使其扩展。

B. 唇挡：a. 消除紧张的颏肌作用。b. 刺激下齿槽骨唇面骨沉积。

2）钢丝部分

A. 上颌唇弓：连接稳定，内收上前牙。

B. 腭弓：连接稳定，阻止上磨牙向下及前方向萌出。

C. 舌侧丝：阻止下前牙伸长，改正深覆𬌗。

D. 舌托：维持下颌的前伸位置。

54.（1）𬌗垫式活动矫治器：用于纠正前牙反𬌗。它由卡环、邻间钩、上前牙腭侧副簧、基托和两侧后牙𬌗垫所组成。𬌗垫厚度以将上下前牙离开 0.5 ~ 1.0 mm 为度。在上下前牙覆𬌗、覆盖关系正常后，可逐渐分次磨低𬌗垫，每次磨去 0.3 ~ 0.5 mm 直至全部磨除。

（2）带翼扩弓活动矫治器。

（3）螺旋器分裂基托矫治器：根据螺旋器各自所在的部位而有不同的作用。

（4）平面导板矫治器：适用于前牙过高、后牙过低所形成的深覆𬌗病例。上前牙腭侧基托的前缘加厚使成平面导板，此导板与𬌗平面平行，当下前牙咬在导板上时，上下后牙离开 2.5～3.0 mm，可使下前牙压低而下后牙可伸高。

（5）斜面导板矫治器：适用于上颌正常、下颌后缩的远中错𬌗，于上颌活动矫治器上前牙腭侧基托前缘做一斜向后下的斜面导板，当下前牙咬在斜导板前斜面时后牙分开，𬌗间距离加高，颌面肌肉张力增加，肌肉为了恢复原有的张力而发生收缩，此收缩力通过斜面的作用，可引导下牙弓向前移动，以纠正下颌后缩畸形。

第三节　舌侧矫治器和矫治技术

一、教学内容和目的要求

1. 教学内容

（1）舌侧矫治器的主要组成部分。
（2）舌侧矫治器的生物力学作用特点及其与唇侧矫治的差异。
（3）舌侧矫治临床操作及矫治程序。

2. 目的要求

（1）掌握舌侧矫治器的主要组成部分，舌侧矫治器的生物力学作用特点及其与唇侧矫治的差异。
（2）熟悉舌侧矫治的临床操作及矫治程序。

二、重点和难点

1. 重点

（1）舌侧矫治器的主要组成部分
舌侧矫治器主要包括舌侧托槽、磨牙舌侧管、弓丝。
1）舌侧托槽分为两类：a. 水平槽沟型：易于控制转矩和倾斜度，但不宜矫治扭转牙。b. 垂直槽沟型：易于矫治扭转牙，但不易控制转矩和倾斜度。
2）弓丝：材质与唇侧矫治技术一致，弓形呈蘑菇状，尖牙与前磨牙间、前磨牙与磨牙间弯制第一序列弯曲。
（2）舌侧矫治临床操作和矫治程序
1）舌侧托槽黏接采用间接黏接法。
2）矫治程序：与唇侧矫治技术类似。a. 排齐整平牙弓。b. 整体内收前牙：关闭曲法（主要用在上颌）、滑动法，弯制 V 形曲和补偿曲线防止垂直弯曲效应，并调整弓形末端宽度比第二磨牙宽一个牙尖防止横向弯曲效应。c. 精细调整。

2. 难点

舌侧矫治器的生物力学作用特点：与唇侧矫治差异明显。
1）矢状面：舌侧托槽距阻抗中心距离 <唇侧托槽，单纯前牙压入移动接近整体移动。
2）垂直面：舌侧托槽距阻抗中心距离 >唇侧托槽，牙齿内收时前牙易舌倾。因此在内收和压低前牙时，应减小内收力、适当增大前牙正转矩和压入力。
3）上颌磨牙阻抗中心偏舌侧，矫治器较唇侧更接近阻抗中心，上颌磨牙压低时产生有利的冠舌倾。

4）下颌磨牙阻抗中心位于颊舌侧中间，唇舌侧矫治器对磨牙转矩作用相同。

5）后牙支抗：内收前牙关闭拔牙间隙时，舌侧矫治器对前牙产生舌向转矩，对后牙产生远中竖直，增强了后牙支抗。

6）拱形效应：即关闭间隙过程中颌内牵引力值过大使远中最后一颗牙舌向扭转，牙弓中段颊向突出，也称为横向弯曲效应。

三、试题及参考答案

【名词解释】

1. 拱形效应

【A 型题】

2. 以下哪种类型舌侧托槽易于控制转矩和倾斜度

A. 水平槽沟型   B. 垂直槽沟型

C. 以上两种均易控制   D. 以上两种均不易控制

3. 一般来说，舌侧矫治器在矢状面上前牙距离阻抗中心的距离较唇侧矫治器

A. 远   B. 近

C. 相等   D. 不确定

4. 舌侧矫治器在内收前牙时更容易发生

A. 唇倾   B. 舌倾

C. 整体移动   D. 不确定

5. 舌侧矫治器内收前牙时，对后牙支抗的作用是

A. 增强   B. 减弱

C. 不受影响   D. 不确定

【X 型题】

6. 采用舌侧矫治器内收前牙时应如何控制前牙防止舌倾

A. 减小内收力   B. 适当增大前牙正转矩

C. 适当增加压入力   D. 适当减小压入力

7. 舌侧矫治程序主要包括

A. 排齐整平牙列   B. 整体内收前牙关闭间隙

C. 分步内收前牙关闭间隙   D. 精细调整牙位及咬合

【简答题】

8. 简述舌侧矫治与唇侧矫治的生物力学作用差异。

【参考答案】

1. 拱形效应即关闭间隙过程中颌内牵引力值过大使远中最后一颗牙舌向扭转，牙弓中段颊向突出，也称为横向弯曲效应，可通过减小力值和调整弓形避免。

2. A 3. B 4. B 5. A 6. ABC 7. ABD

8.（1）矢状面：舌侧托槽距阻抗中心距离＜唇侧托槽，单纯前牙压入移动接近整体移动。

（2）垂直面：舌侧托槽距阻抗中心距离＞唇侧托槽，牙齿内收时前牙易舌倾。因此在内收和压低前牙时，应减小内收力，适当增大前牙正转矩和压入力。

（3）上颌磨牙阻抗中心偏舌侧，矫治器较唇侧更接近阻抗中心，上颌磨牙压低时产生有利的冠舌倾。

（4）下颌磨牙阻抗中心位于颊舌侧中间，唇舌侧矫治器对磨牙转矩作用相同。

第四节　无托槽隐形矫治技术

一、教学内容和目的要求

1. 教学内容

（1）无托槽隐形矫治技术及附件的概念，无托槽隐形矫治技术工艺流程，应用特点，适应证及临床应用。

（2）邻面去釉适应证。

2. 目的要求

（1）掌握无托槽隐形矫治技术及附件的概念，无托槽隐形矫治技术应用特点和适应证，邻面去釉适应证。

（2）熟悉无托槽隐形矫治技术的工艺流程，临床应用程序。

二、重点和难点

1. 重点

（1）无托槽隐形矫治技术的概念要点

1）根据患者的个体牙列生成数字化牙模。

2）由口腔正畸医师利用专门的软件模拟设计最终排牙目标位及牙移动分步和附件设计。

3）根据每一步牙齿的改变制作出一系列个性化的由树脂膜片制作的透明矫治器。

4）患者通过按时佩戴、定期更换从而完成错𬌗畸形的矫治。

（2）附件：指黏接在牙齿表面特定位置、具有特定形状和大小的树脂块，用于帮助矫治器固位、辅助牙齿移动的装置。对于牙移动难度大、临床牙冠短、倒凹不足的情况，尤其需要使用。

（3）无托槽隐形矫治技术的应用特点

1）数字化模拟，精准、可视化，过程易监控。

2）矫治器美观、舒适、易清洁，不易出现黏膜刺激。

3）常规复诊椅旁操作时间短，复诊间隔较固定矫治可更长。

4）对磨牙远移较固定矫治有独特优势。

5）对磨牙近移、牙齿伸长，重度扭转牙等牙移动形式控制不足。

6）矫治设计时需设计过矫治，牙移动步骤往往需交替进行。

7）真实牙移动结果与模拟结果有一定差距，往往需进行重启或精调设计。

8）高度重视患者的依从性教育。

（4）无托槽隐形矫治的适应证

1）对口腔美观和卫生要求较高的患者。

2）牙釉质发育不全、氟斑牙及存在修复体不利于托槽黏接者。

3）龋易感患者。

（5）邻面去釉的适应证

邻面去釉为非常规操作，需排除龋易感及牙釉质发育不全等禁忌证，掌握严格适应证，主要用于以下情况：

1）非龋易感患者。

2）牙体组织宽度足够、形态适合去釉。

3）轻中度拥挤患者。

4）用于预防或改善牙龈三角间隙。

5）用于协调上下颌牙量。

6）用于协调牙弓两侧牙齿形态。

2. 难点

（1）无托槽隐形矫治技术的工艺流程

1）牙𬌗数字化模型的建立。

2）数字化模拟方案设计。

3）激光快速成型技术加工母模。

4）热压成型技术加工矫治器。

（2）无托槽隐形矫治技术的临床应用

1）模型制取

a. 硅橡胶印模及咬合记录获取。

b. 数字化模型制取：扫描硅橡胶印模或口内扫描。

2）数字化模拟矫治设计

a. 目标位设计：切牙、磨牙定位。

b. 附件设计及牙移动分步设计。

c. 方案修改及确认。

三、试题及参考答案

【名词解释】

1. 无托槽隐形矫治

2. 附件

【A型题】

3. 无托槽隐形矫治技术工艺流程的基础是

A. 牙𬌗数字化模型的建立　　　　B. 数字化模拟方案设计

C. 激光快速成型技术加工母模　　D. 热压成型技术加工矫治器

4. 关于无托槽隐形矫治，以下说法错误的是

A. 对磨牙远移较固定矫治有独特优势

B. 对磨牙近移、牙齿伸长，重度扭转牙等牙移动形式控制不足

C. 矫治设计时需设计过矫治，牙移动步骤往往需交替进行

D. 对患者依从性的要求不高

【X型题】

5. 以下属于隐形矫治适应证的是

A. 对口腔美观和卫生要求较高的患者

B. 存在牙釉质发育不全、氟斑牙的患者

C. 存在修复体的患者

D. 龋易感患者

【简答题】

6. 简述无托槽隐形矫治技术的应用特点。

7. 简述邻面去釉的适应证。

【参考答案】

1. 无托槽隐形矫治：根据患者的个体牙列生成数字化牙模，由口腔正畸医师利用专门的软件模拟设计最终排牙目标位及牙移动分步和附件设计，根据每一步牙齿的改变制作出一系列个性化的由树脂膜片制作的透明矫治器，患者通过按时佩戴、定期更换从而完成错𬌗畸形矫治的技术。

2. 附件：是指黏接在牙齿表面特定位置、具有特定形状和大小的树脂块，用于帮助矫治器固位、辅助牙齿移动的装置。对于牙移动难度大、临床牙冠短、倒凹不足的情况，尤其需要使用。

3. A　4. D　5. ABCD

6.（1）数字化模拟，精准、可视化，过程易监控。（2）矫治器美观、舒适、易清洁，不易出现黏膜刺激。（3）常规复诊椅旁操作时间短，复诊间隔较固定矫治可更长。（4）对磨牙远移较固定矫治有独特优势。（5）对磨牙近移、牙齿伸长，重度扭转牙等牙移动形式控制不足。（6）矫治设计时需设计过矫治，牙移动步骤往往需交替进行。（7）真实牙移动结果与模拟结果有一定差距，往往需进行重启或精调设计。（8）高度重视患者的依从性教育。

7.（1）非龋易感患者。（2）牙体组织宽度足够、形态适合去釉。（3）轻中度拥挤患者。（4）用于预防或改善牙龈三角间隙。（5）用于协调上下颌牙量。（6）用于协调牙弓两侧牙齿形态。

第五节　有关固定矫治器的操作技术

一、教学内容和目的要求

1. 教学内容

分牙的定义及常用分牙方法，带环黏接技术主要步骤，直接黏接技术，弓丝成形、安放及结扎，焊接要求及常用技术。

2. 目的要求

（1）掌握分牙的定义及常用分牙方法，带环黏接技术主要步骤，直接黏接技术，弓丝成形、安放及结扎。

（2）熟悉焊接要求及常见技术。

二、重点和难点

1. 重点

（1）分牙技术

1）定义：通常牙齿之间紧密接触无间隙，为了给目标牙安置带环，需通过放置分牙圈或分牙簧先让其与近远中邻牙产生一定的间隙，这一过程称为分牙。

2）常用的分牙方法：a. 分牙圈分牙法，分牙圈一侧压入触点龈方进入邻间隙，另一侧留在𬌗方，使分牙圈围绕触点放置，通过橡皮圈的收缩力量分开邻牙。b. 分牙簧分牙法，用直径 0.5 mm 不锈钢丝弯制包含有小圈、短臂和带钩长臂的分牙簧，用持针器先将长臂的钩从舌侧钩入邻间隙，然后再将短臂从颊侧插入触点龈方的邻间隙，通过长臂和短臂合拢的力量分开邻牙。

（2）带环黏接技术的主要步骤

1）试带环：根据石膏模型选择合适大小型号并在口内试戴。

2）隔湿、酒精擦拭牙面及带环，吹干。

3）玻璃离子体黏接剂黏接带环。

4）带环推压器/就位器帮助就位，注意保护避免滑脱。

5）去除多余黏接剂，待固化。

（3）正畸附件直接黏接技术

1）技术原理：通过酸蚀处理釉质产生多孔蜂窝状结构，黏接剂渗透进入其中，凝固后形成大量的树脂突，另一面以同样的原理渗入正畸附件底板上的金属网格形成机械固位，增加黏接强度。

2）黏接材料：a. 酸蚀剂，主要为溶液型和凝胶型不同浓度的磷酸。b. 黏接剂，包含底液和黏接糊剂，通过光固化或化学固化。

3）操作流程：①牙面清洁；②酸蚀处理；③冲洗干燥；④黏接正畸附件；⑤固化。

4）正畸附件去除：护稳牙齿，采用去托槽钳或持针器夹住托槽翼两侧稍用力夹和使底板变形即可脱离，然后磨除多余黏接剂，抛光牙面。

（4）弓丝成形、安放和结扎

1）弓丝成形：直的不锈钢丝可通过弓丝成型器初步弯制弧形后通过细丝钳调整而形成。成品弓形可进行型号选择并进行简单调整即可。

2）弓丝安放：将弓丝两端插入颊面管，弓丝中点对正牙弓中点，完全压入托槽槽沟内，结扎固定后用末端切断钳剪除末端过长弓丝，NiTi丝需进行末端退火后进行末端回弯。

3）结扎：对于传统非自锁托槽，弓丝需进行结扎固定，通常采用金属结扎丝和弹性结扎圈进行结扎。自锁托槽则通过托槽自带的锁片固定弓丝，无须结扎。

2. 难点

（1）矫治器焊接要求

1）焊接物之间有足够的焊接强度。

2）焊接后钢丝、弹簧等保持原来的物理特性。

（2）焊接设备

电点焊机、气体焊枪。

（3）焊接方式和方法

1）点焊：采用电点焊机，不需焊金或焊煤，对于金属片之间有较好焊接效果，常用于舌侧扣或托槽与带环之间的焊接，钢丝间焊接效果差。方法为将光滑底板的舌侧扣或托槽放在带环上所需位置，持针器夹紧固定后放到点焊机焊接头的上下接触处，调整电流强度，通电焊接。

2）银焊：采用焊枪、焊煤和焊银，焊接强度大，常用于钢丝与钢丝、钢丝与带环间的焊接。方法：①清洁焊面。②准备焊接火焰，使用中层还原焰尖端。③焊接区周围用石膏包裹隔热。④焊接区放置焊煤，火焰加温溶解以保护焊面。⑤焊接区加小片焊银，火焰加温熔化充满钢丝与带环间隙并包裹钢丝。⑥浸水冷切，检查。

三、试题及参考答案

【名词解释】

1. 分牙

【A 型题】

2. 关于分牙技术，以下说法错误的是

A. 可采用分牙圈分牙或分牙簧分牙

B. 分牙圈一侧置于触点龈方，一侧置于触点殆方

C. 分牙簧长臂置于触点龈方，短臂置于触点殆方

D. 分牙簧长臂置于触点殆方，短臂置于触点龈方

3. 关于带环黏接技术，以下说法正确的是

A. 带环大小无差别，无须选择和试戴

B. 黏接带环采用玻璃离子体无须隔湿和牙面清洁消毒

C. 带环推压器/就位器帮助就位时需注意保护避免滑脱

D. 黏接带环多余黏接剂可不去除

4. 黏接托槽等附件时，通常采用的酸蚀剂为

A. 磷酸　　　　　　　　　　B. 盐酸

C. 硫酸　　　　　　　　　　D. 氢氟酸

5. 关于弓丝的安放，以下说法错误的是

A. 将弓丝两端插入颊面管，弓丝中点对正牙弓中点

B. 将弓丝完全压入托槽槽沟内

C. 结扎固定后用末端切断钳剪除末端过长弓丝

D. NiTi 丝末端回弯前无须进行末端退火

【X 型题】

6. 去除正畸托槽时，以下操作正确的是

A. 护稳牙齿

B. 采用去托槽钳或持针器夹住托槽翼两侧稍用力夹和使底板变形

C. 用力摇晃托槽使其脱离

D. 磨除多余黏接剂，抛光牙面

7. 关于焊接，以下说法正确的是

A. 焊接物之间有足够的焊接强度

B. 焊接后钢丝、弹簧等保持原来的物理特性

C. 电点焊时需配合焊金和焊煤

D. 银焊时采用最外层的火焰

【简答题】

8. 简述黏接技术的原理。

9. 简述银焊技术的主要步骤。

【参考答案】

1. 分牙：通常牙齿之间紧密接触无间隙，为了给目标牙安置带环，需通过放置分牙圈或分牙簧先让其与近远中邻牙产生一定的间隙，这一过程称为分牙。

2. C　3. C　4. A　5. D　6. ABD　7. AB

8. 通过酸蚀处理釉质产生多孔蜂窝状结构，黏接剂渗透进入其中，凝固后形成大量的树脂突；另一面以同样的原理渗入正畸附件底板上的金属网格形成机械固位从而增加黏接强度。

9.（1）清洁焊面。（2）准备焊接火焰，使用中层还原焰尖端。（3）焊接区周围用石膏包裹隔热。（4）焊接区放置焊煤，火焰加温溶解以保护焊面。（5）焊接区加小片焊银，火焰加温熔化充满钢丝与带环间隙并包裹钢丝。（6）浸水冷切，检查。

（薛超然　徐　晖　郭永文）

第八章 错殆畸形的早期预防和矫治

一、教学内容和目的要求

（一）教学内容

1. 概述

（1）早期防治的概念。

（2）早期防治的内容

1）早期预防及预防性矫治。

2）早期阻断性矫治。

3）早期颌骨生长控制和矫形治疗。

（3）早期防治的特点

1）早期防治的有利因素和不利因素。

2）早期矫治的特点。

a. 矫治时机要恰当。

b. 矫治力应适宜。

c. 矫治疗程不宜过长。

d. 矫治目标有限。

（4）早期矫治的方法

1）简单矫治器治疗（不良习惯的阻断，间隙保持与阻萌，牙弓不调的矫治）。

2）功能性矫治器治疗。

3）口外矫形装置治疗。

4）肌功能训练。

2. 早期预防及预防性矫治

（1）早期预防

1）胎儿时期的预防。

2）婴儿时期的预防。

3）儿童时期的防治。

（2）预防性矫治

1）乳牙或恒牙早失（常用的缺隙保持器）。

2）乳牙滞留。

3）恒牙萌出异常。

4）系带异常。

3. 早期阻断性矫治

（1）口腔不良习惯的矫治

1）吮咬习惯。

2）异常吞咽及吐舌习惯。

3）口呼吸习惯。

4）偏侧咀嚼习惯。

（2）牙数目异常的早期矫治

1）额外牙。

2）先天性缺牙。

（3）个别牙错位的早期矫治

1）上颌中切牙旋转、外翻、错位的矫治。

2）上颌中切牙间隙的矫治。

3）第一恒磨牙近中移动的矫治。

（4）牙列拥挤的早期矫治

1）轻度牙列拥挤的矫治。

2）中度牙列拥挤的矫治。

3）严重牙列拥挤的矫治。

（5）反𬌗的早期矫治

1）乳前牙反𬌗的矫治（调磨法，上颌𬌗垫式双曲舌簧矫治器，下颌𬌗联冠式斜面导板，下颌𬌗垫式联冠斜面导板，颏兜，面框前牵引）。

2）替牙期个别恒切牙反𬌗的矫治。

3）后牙反𬌗的早期矫治（调𬌗，上颌扩弓）。

（6）深覆𬌗及深覆盖的早期矫治

1）破除不良习惯。

2）去除咬合障碍。

3）功能性矫治器。

4）固定矫治器。

5）口外矫形力。

（7）开𬌗的早期矫治。

4. 早期生长控制和颌骨矫形治疗

（1）骨性（或功能性）Ⅱ类错𬌗的矫形治疗

1）下颌后缩。

2）上颌前突。

（2）骨性（或功能性）Ⅲ类错𬌗的矫形治疗

1）下颌前突。

2）上颌后缩。

（3）骨性开𬌗的矫形治疗。

二、教学重点及难点

1. 重点

早期防治的概念，特点，方法。

2. 难点

序列拔牙治疗，牙列拥挤的早期矫治，早期生长控制和颌骨矫形治疗。

第八章　错𬌗畸形的早期预防和矫治

三、试题及参考答案

【名词解释】

1. 早期防治
2. 预防性矫治（preventive orthodontics）
3. 阻断性矫治（interceptive orthodontics）
4. 功能矫形治疗

【简答题】

5. 简述早期防治的概念及内容。
6. 简述早期防治的特点与方法。
7. 简述早期防治的有利因素和不利因素。
8. 早期预防包括哪些内容？
9. 常用的缺隙保持器有哪些？
10. 简述缺隙保持器的适应证及制作要求。
11. 常见的口腔不良习惯有哪些？
12. 先天缺牙的常见部位有哪些？
13. 简述替牙期牙列拥挤的治疗原则。
14. 简述乳前牙反𬌗的矫治方法。
15. 常用的口外矫形装置有哪些？
16. 简述骨性（或功能性）Ⅱ类错𬌗的治疗原则与方法。
17. 简述骨性（或功能性）Ⅲ类错𬌗的治疗原则与方法。

【参考答案】

1. 早期防治是指在儿童早期生长发育阶段，一般指青春生长发育高峰期及之前的阶段，对已表现出的牙颌畸形、畸形趋势及可导致牙颌畸形的病因进行预防、阻断、矫治和引导治疗。

2. 预防性矫治是指自胚胎第 7 周（牙板开始发生）至恒牙列（不包括第三磨牙）建𬌗完成前的这段时期，及时取出影响牙（包括乳牙及恒牙）、牙槽骨、颌骨等正常生长发育变化中的全身及不良因素，从而使牙列顺利建𬌗，颌骨正常发育，颜面协调生长，颜面部各器官功能健全，儿童心理发育健康。

3. 阻断性矫治是对乳牙列期及替牙列期的一些因遗传、先天或后天因素所导致的正在发生或已初步表现出的牙齿、牙列、咬合关系及骨发育异常等，采用简单的矫治方法进行治疗，或采用矫形的方法引导其正常生长，阻断畸形发展的过程，使之自行调整，建立正常的牙颌面关系。

4. 功能矫形治疗是指利用肌功能力对颌骨生长的矫形治疗，即通过口内戴入功能性矫治器进行咬合重建，改变下颌的位置并牵张咀嚼肌、口周肌和黏骨膜，借助于被牵张肌及相应软组织收缩的力量，通过矫治器部件传递到牙、牙槽基骨和颌骨，导引并刺激其协调生长，达到矫治异常的颌骨生长的目的。

5. 早期防治是指在儿童早期生长发育阶段，一般指青春生长发育高峰期及之前的阶段，对已表现出的牙颌畸形、畸形趋势及可导致牙颌畸形的病因进行预防、阻断、矫治和引导治疗。

早期矫治可归纳为三方面。

（1）早期预防及预防性矫治：包括母体营养、幼儿健康保健、正常牙弓形态的维持、正常口颌功能刺激的维持及去除可能导致牙颌畸形因素等。

（2）早期阻断性矫治：对已出现的早期畸形及造成畸形的因素，以及不良习惯等进行矫治器阻断治疗及肌功能调整训练治疗。

（3）早期颌骨生长控制和矫形治疗：通自身肌力、外力刺激或抑制手段，协调和控制上下颌骨在三维空间（长、宽、高）方面的正常生长发育关系。

6. 特点

①矫治时机要适当。②矫治力应适宜。③矫治疗程不宜太长。④矫治目标有限。

方法：简单矫治器治疗，序列拔牙治疗，功能矫治器治疗，口外矫形力装置治疗，肌功能训练。

7. 有利因素

（1）早期矫治可充分利用生长发育的潜力、细胞代谢活跃、牙周组织及颌骨可塑性大、对矫治力反应好、适应性强等自身优势，有利于畸形的矫正。

（2）早期矫治可降低某些复杂牙颌畸形的治疗难度或改善骨性错𬌗的上下牙弓及颌骨的不调关系，有利于后期的正畸治疗，甚至免除后期的正畸以及正颌外科治疗。

（3）早期矫治选择的矫治方法和矫治器简单，常仅用简易的方法、较短的时间，即可获得良好的疗效。对患者社会活动的影响更小。

（4）早期矫治及时消除了畸形，防止畸形给儿童造成的心理和生理伤害，有益于儿童身心健康成长。

不利因素：

（1）早期矫治时，牙颌关系正处于调整阶段，畸形特征往往未完全表现出来或表现不充分，常难正确判断哪些情况应及时治疗，哪些情况属暂时性问题应观察暂不矫治，因而易造成误诊或矫治失误。

（2）早期矫治后，儿童仍处于生长发育期，一些骨性畸形或生长型可能会延续到生长发育停止，因此畸形复发的可能性大，矫治期可能延长，很多患儿都需要双期矫治。

（3）早期矫治所涉及的有关生长发育的知识较多，要求医师对这些知识全面掌握和灵活运用。不当的矫治，反而可能影响牙萌替、妨碍牙颌生长发育、甚至造成口腔及颜面的医源性损伤。

（4）早期矫治时，主要依靠患儿及其家长的配合，由于患儿年龄小，合作性差，疗效常难保障。

8. 胎儿时期的预防；婴儿时期的预防；儿童时期的防护。

9. 丝圈式固定缺隙保持器，固定舌弓，活动义齿式缺隙保持器，缺隙开大矫治器。

10. 适应证：①乳牙早失，恒牙胚牙根形成不足1/2，牙冠上覆盖有较厚的骨组织。②间隙已缩小或有缩小趋势。③一侧或双侧多数乳磨牙早失，影响患儿咀嚼功能者。

要求：①能保持牙弓长度。②不妨碍牙及牙槽高度及宽度的发育。③能恢复一定的咀嚼功能。

11. 吮咬习惯，异常吞咽，吐舌习惯，口呼吸习惯，偏侧咀嚼习惯。

12. 较常发生缺失的牙依次为下颌侧切牙、上颌侧切牙、下颌第二前磨牙、上颌第二前磨牙以及第三磨牙。

13. 诊断为暂时性拥挤，应定期观察暂不做处理。如果通过模型分析显示现有牙弓长度小于后继恒牙的牙冠总宽度，可诊断为牙列拥挤，一般将其分为轻度、中度、重度，再根据情况酌情处理。

14. 矫治方法

（1）反覆𬌗浅者：可采用调磨法矫治，即调磨下切牙切缘的唇侧部分、上切牙切缘的舌侧部分，使上下前牙解除反𬌗锁结关系。

（2）反覆𬌗中度者：可选用上颌𬌗垫附双曲舌簧的活动式矫治器推上前牙向唇侧。

（3）反覆𬌗深者：可设计下颌联冠式斜面导板或下颌𬌗垫式联冠斜面导板。

（4）反覆盖过大者：多系骨性反𬌗，可根据畸形机制选择矫形治疗。

15. 常用的口外矫形装置

（1）口外前牵引装置：主要有面框和改良颏兜两种类型，用于对上颌骨的前方牵引，适用于治疗上颌发育不足或伴有下颌发育过度的Ⅲ类骨性反𬌗患儿。

（2）口外后牵引装置：常用有口外弓、J钩及头帽、颈带，主要用于对上颌骨或下颌骨的后方牵引，适用于矫治Ⅱ类上颌前突（及上牙弓前突）及Ⅲ类下颌前突的患儿。

（3）口外垂直牵引装置：常用有头帽、颏兜，主要用于骨性开𬌗的早期矫治。

16. 原则

尽早调整上下颌矢状向关系不调，纠正下颌后缩，刺激下颌的生长并抑制上颌及上牙弓的生长。

治疗方法：①下颌后缩畸形的早期治疗，多使用功能矫形治疗方法，除纠正不良习惯、去除咬合干扰、扩大狭窄的上牙弓外，功能矫治器的主要作用是前导下颌，刺激下颌髁突的生长，并调正颌骨位置。②上颌前突的早期治疗包括破除不良习惯，采用头帽口外弓矫治器抑制上颌生长，上颌前突合并下颌后缩可选用附口外牵引弓的头帽式肌激动器治疗。

17. 原则

首先应破除不良习惯，尽早进行治疗，抑制下颌骨的生长，刺激前颌骨的发育，解除反𬌗，协调面型。

治疗方法：①对于下颌前突的早期治疗，若是功能性下颌前突应破除不良习惯，选用功能性矫治器进行治疗；若是骨性下颌前突，乳牙期可选用颏兜、头帽抑制下颌生长，替牙列期伴上颌发育不足者可用长拉钩改良颏兜配合前牵引治疗。②上颌后缩可选用面框前牵引矫治器促进上颌骨向前发育。

（舒　睿）

第九章　各类错殆畸形的矫治

第一节　牙列拥挤

一、教学内容和目的要求

1. 教学内容

（1）病因
1）遗传因素。
2）环境因素。
（2）临床表现。
（3）诊断
1）牙列拥挤度分级。
2）牙列拥挤的诊断。
（4）矫治
1）牙弓扩展：①牙弓长度扩展，推磨牙向远中、切牙唇向移动。②牙弓宽度扩展，矫形扩展、正畸扩展、功能性扩展。
2）邻面减径。
3）拔牙矫治。
（5）典型病例。

2. 目的要求

（1）了解牙列拥挤的发病率及分类。
（2）了解造成牙列拥挤的主要病因。
（3）掌握牙列拥挤的诊断：包括牙列拥挤度分级、牙弓拥挤量分析。
（4）掌握牙列拥挤矫治原则及方法。
1）掌握推磨牙向远中、切牙唇向移动的适应证，了解常用的矫治装置。
2）掌握矫形扩展、正畸扩展、功能性扩展的适应证，了解常用的矫治装置。
3）掌握邻面减径的适应证。
4）掌握决定拔牙矫治的因素、基本原则。

二、重点和难点

1. 重点

（1）牙列拥挤的诊断。
（2）牙列拥挤矫治的原则及方法
1）推磨牙向远中、切牙唇向移动的适应证、基本方法。

2）矫形扩展、正畸扩展、功能性扩展的适应证、基本方法。

（3）邻面减径的适应证。

（4）拔牙矫治

1）单纯拥挤及复杂拥挤拔牙矫治目的。

2）决定拔牙矫治的因素、基本原则。

2. 难点

（1）牙列拥挤度分级、牙弓拥挤量分析。

（2）矫形扩展的适应证、基本方法。

（3）决定拔牙矫治的因素、基本原则。

三、试题及参考答案

【A 型题】

1. 牙列拥挤分为

A. 遗传性和后天性拥挤　　B. 单纯拥挤和复杂拥挤　　C. 混合牙列拥挤与恒牙列拥挤

D. 前牙拥挤和后牙拥挤　　E. 青少年拥挤和成人拥挤

2. 造成牙列拥挤的环境因素，除了

A. 乳牙早失，特别是 V 早失　　B. 乳牙滞留　　C. 口腔不良习惯

D. 唇系带异常　　E. 长期食用精细柔软的食物

3. 中度拥挤为牙弓拥挤量在

A. 2～4 mm　　B. 3～5 mm　　C. 4～8 mm

D. 8～10 mm　　E. 以上均不是

4. 牙列拥挤的病理机制是牙量骨量不调，主要表现为

A. 牙量＜骨量　　B. 牙量＝骨量　　C. 牙量＞骨量

D. 多生牙　　E. 以上均不是

5. 正畸矫治牙列拥挤总原则

A. 拔除多生牙　　B. 肌功能训练　　C. 减少牙量或（及）增加骨量

D. 多食硬食　　E. 扩大牙弓

6. 牙列拥挤诊断，除了

A. 模型分析　　B. 拥挤程度分析　　C. 后段牙弓拥挤测量

D. 肌电图　　E. X 线头影测量分析

7. 矫治牙列拥挤增加骨量的途径，除了

A. 外力刺激颌骨及牙槽骨生长　　B. 功能性刺激颌骨及牙槽骨生长　　C. 扩展牙弓宽度与长度

D. 外科手段刺激牙槽骨生长　　E. 矫治旋转牙

8. 推上颌磨牙向远中侧每侧可得间隙

A. 2～3 mm　　B. 2.5～4.5 mm　　C. 3～6 mm

D. 4～5.5 mm　　E. 4.5～8 mm

9. 切牙切端唇向移动 1 mm 可得间隙

A. 1 mm　　B. 2.5 mm　　C. 2.0 mm

D. 3.5 mm　　E. 4 mm

10. 矫形扩展可使磨牙区增大

A. 3 mm　　B. 4 mm　　C. 6 mm

D. 6.5 mm   E. 10 mm

11. 正畸扩展每侧可得间隙

A. 1～2 mm   B. 1～3 mm   C. 2～4 mm

D. 3～5 mm   E. 4～8 mm

12. 功能性扩展牙弓宽度增加可达

A. 2 mm   B. 4 mm   C. 5 mm

D. 6.5 mm   E. 8 mm

13. 解除患者 1 mm 的拥挤需要牙弓间隙

A. 0.5 mm   B. 1.0 mm   C. 2.0 mm

D. 2.5 mm   E. 3 mm

14. 单纯拥挤拔牙的主要目的

A. 解决拥挤   B. 改善咬合功能

C. 预防牙周炎   D. 预防颞下颌关节病（TMD）的发生

E. 预防龋齿

15. 患者，女，12 岁，面型、上下颌骨及牙弓关系正常，上牙列拥挤量为 10.5 mm，下牙列拥挤量为 8.5 mm，36 牙残冠。该患者诊断为

A. 上牙弓严重拥挤   B. 下牙弓中度拥挤   C. 单纯拥挤

D. 遗传性拥挤   E. 复杂拥挤

16. 15 题所述患者的矫治方案是

A. 拔除 14、24、34、44 牙   B. 拔除 14、24、36、44 牙   C. 拔除 14、24、36、46 牙

D. 拔除 15、25、35、45 牙   E. 扩大牙弓

17. 患者，男，16 岁，超突约 5 mm，下牙弓拥挤量为 4 mm，前牙开𬌗 2 mm，SN-MP 角为 42°，FH-MP 角为 34°。该患者垂直向生长为

A. 正常垂直骨面形   B. 高角   C. 垂直发育不足

D. 低角   E. 以上都不是

18. 17 题所述患者的正确矫治方案是

A. 推磨牙向远中   B. 矫形扩展   C. 正畸扩展

D. 邻面减径   E. 拔牙矫治

19. 下切牙切缘向舌侧移动每 1 mm，需要牙弓间隙

A. 1 mm   B. 2 mm   C. 3 mm

D. 2.5 mm   E. 3.5 mm

20. 邻面减径的适应证不包括

A. 牙釉质发育不良患者   B. 解除轻度牙列拥挤   C. 改善牙龈三角间隙

D. 非龋病易感性个体   E. 协调牙弓两侧牙齿形态

【X 型题】

21. 推磨牙向远中适应证

A. 轻度牙列拥挤   B. 未萌或初萌未建𬌗   C. 磨牙呈远中关系

D. 最好无第三磨牙   E. 无乳牙早失

22. 造成牙量骨量不调的主要原因

A. 偏侧咀嚼   B. 进化因素   C. 遗传因素

D. 口呼吸   E. 环境因素

23. 扩展牙弓宽度的方法有

A. 唇向移动切牙   B. 矫形扩展   C. 正畸扩展

D. 上颌前牵引   E. 功能性扩展

24. 复杂拥挤拔牙的目的

A. 解除拥挤   B. 改善上下牙弓矢状关系不调   C. 改善上下牙弓垂直关系不调

D. 改善面形   E. 改善肌肉功能

25. 邻面去釉的适应证

A. 轻中度拥挤   B. 牙齿较大或指数不调   C. 口腔健康好，龋坏牙少

D. 多生牙   E. 无先天缺牙

【填空题】

26. 快速腭中缝扩展：每日将螺旋弹簧开大至少 _____ mm，每日旋转至少 _____ 次，每次 _____ 圈，连续 _____ 周。

27. 慢速腭中缝扩展：每周将螺旋打开 _____ mm，或 _____ 天旋转 _____ 次，每次旋转 _____ 圈，在 _____ 个月内逐渐打开腭中缝。

28. 轻度拥挤的拥挤量小于等于 _____ mm，重度拥挤的拥挤量大于 _____ mm。

【简答题】

29. 简述决定牙列拥挤拔牙矫治的因素。

30. 简述矫形扩展的适应证。

31. 简述推磨牙向远中的适应证。

【参考答案】

1. B   2. D   3. C   4. C   5. C   6. D   7. E   8. B   9. C   10. E   11. A   12. B   13. B   14. A   15. C   16. B   17. B   18. E   19. B   20. A   21. ABCD   22. BCE   23. BCE   24. ABC   25. ABC

26. 0.5   2   1/4   2~3

27. 1   2   1   1/4   2~3

28. 4   8

29. 决定牙列拥挤拔牙矫治的因素：

（1）牙列拥挤度：重度牙列拥挤多需拔牙矫治。

（2）前牙突度：上下颌切牙唇倾度越大，拔牙矫治的可能性越大。

（3）Spee 曲线深度。

（4）支抗磨牙前移。

（5）垂直骨面型：高角病例，拔牙矫治的可能性大。

（6）矢状骨面型。

（7）软组织侧貌：凸面型患者，拔牙矫治的可能性大。

30. 矫形扩展的适应证：

（1）年龄：15 岁以下患者多适合矫形扩展。

（2）拥挤度：多适用于牙弓狭窄造成的中重度牙列拥挤患者。

（3）牙列拥挤合并矢状向骨性不调的患者。

（4）均角及低角患者。

31. 推磨牙向远中的适应证：

（1）轻中度牙列拥挤患者。

（2）磨牙尖对尖远中关系患者。

（3）第二磨牙未萌或初萌且无第三磨牙患者。

（4）高角患者应慎用推磨牙向远中。

第二节　牙列间隙

一、教学内容和目的要求

1. 教学内容

（1）病因

1）先天因素。

2）后天因素。

（2）临床表现。

（3）诊断。

（4）矫治

1）去除病因。

2）关闭间隙。

3）集中间隙修复。

（5）典型病例。

2. 目的要求

（1）了解造成牙列间隙的主要病因。

（2）掌握牙列间隙的诊断。

（3）掌握牙列间隙的矫治原则及方法。

二、重点和难点

1. 重点

（1）牙列间隙的诊断。

（2）牙列间隙的矫治原则及方法。

2. 难点

牙列间隙的矫治原则及方法。

三、试题及参考答案

【A 型题】

1. 牙列间隙的直接原因是

A. 牙量相对小于骨量　　　　B. 牙量相对等于骨量　　　　C. 牙量相对大于骨量

D. 多生牙　　　　E. 阻生牙

2. 牙量骨量不调的影响因素可分为

A. 遗传因素和环境因素　　　　B. 先天因素和后天因素　　　　C. 遗传因素和后天因素

D. 先天因素和环境因素　　　　E. 以上均不是

3. 以下哪项不是导致牙列间隙的因素

A. 先天性缺牙　　　　B. 过小畸形牙　　　　C. 巨舌症

D. 肢端肥大症　　　　E. 偏侧咀嚼习惯

4. 以下关于牙列间隙病因的说法不正确的是

A. 先天性缺牙可导致牙列间隙

B. 咬下唇习惯可导致牙列间隙

C. 上唇系带附力过低可导致牙列间隙

D. 下颌前伸习惯可导致牙列间隙

E. 伸舌吞咽可导致牙列间隙

5. 牙列间隙的临床表现不包括

A. 颌骨过大　　　　B. 多生牙　　　　C. 埋伏牙

D. 唇系带异常　　　　E. 牙周病

6. 牙列间隙的诊断，正确的是

A. 可用牙弓弧形长度小于应有牙弓弧形长度

B. 可用牙弓弧形长度等于应有牙弓弧形长度

C. 可用牙弓弧形长度大于应用牙弓弧形长度

D. 牙弓拥挤度为零

E. 牙列不存在拥挤

7. 牙列间隙的矫治原则不包括

A. 去除病因　　　　B. 关闭间隙　　　　C. 修复牙列缺损

D. 集中间隙用于修复　　　　E. 注意保持，预防复发

8. 由唇系带异常导致的牙列间隙应

A. 唇系带修整术后 3 个月开始正畸加力

B. 唇系带修整术后 1 个月开始正畸加力

C. 唇系带修整术后 3 周开始正畸加力

D. 唇系带修整术后 1 周开始正畸加力

E. 唇系带修整术后立即开始正畸加力

9. 治疗牙列间隙时应

A. 巨舌症患者必要时可行舌部分切除术

B. 破除口腔不良习惯　　　　C. 治疗牙周疾病

D. 必要时行舌侧丝永久保持　　　　E. 以上均正确

10. 破除口腔不良习惯正确的是

A. 可用唇挡改正吐舌习惯　　　　B. 可用腭刺改正吐舌习惯　　　　C. 可用颊屏改正吐舌习惯

D. 可用𬌗垫改正吐舌习惯　　　　E. 可用肌激动器改正吐舌习惯

11. 以下有关牙列间隙治疗后的保持不正确的是

A. 可用压膜式透明矫治器保持　　　　B. 可用舌侧丝保持　　　　C. 可用 Hawley 保持器保持

D. 可用功能性保持器保持　　　　E. 可用长唇弓保持器保持

12. 治疗牙列间隙不可采用

A. 活动矫治器　　　　B. 功能矫治器　　　　C. 固定矫治器

D. 透明矫治器　　　　E. 片段弓技术

【X 型题】

13. 导致牙列间隙的环境因素包括
A. 先天性缺牙
B. 锥形过小侧切牙
C. 巨舌症
D. 肢端肥大症
E. 慢性牙周炎

14. 导致牙列间隙的口腔不良习惯包括
A. 偏侧咀嚼
B. 口呼吸
C. 吐舌习惯
D. 咬下唇
E. 吮颊

15. 可用于治疗牙列间隙的活动矫治器包括
A. 舌刺
B. 带双曲唇弓的活动矫治器
C. 带双曲舌簧的上颌𬌗垫式矫治器
D. 肌激动器
E. 双板矫治器

16. 有关牙列间隙的矫治正确的是
A. 唇系带异常的患者，在正畸治疗前需行唇系带修整术
B. 具有口腔不良习惯的患者需破除口腔不良习惯
C. 巨舌症患者可行舌部分切除术
D. 慢性牙周炎患者，在正畸治疗前需行牙周治疗
E. 不良发音习惯患者需进行发音训练、舌肌训练

【填空题】

17. 牙列间隙的直接原因为_____，牙量骨量不调的影响因素可分为_____和_____，环境因素可分为_____和_____。

18. 牙列间隙的矫治原则是_____、_____和_____。

【简答题】

19. 请简述导致牙列间隙的环境因素。
20. 请简述牙列间隙的矫治原则。

【参考答案】

1. A 2. A 3. E 4. D 5. B 6. C 7. C 8. E 9. E 10. B 11. D 12. B 13. ABCDE 14. CD 15. AB 16. BCDE

17. 牙量相对小于骨量 遗传因素 环境因素 先天因素 后天因素
18. 去除病因 关闭间隙 集中间隙修复
19. 导致牙列间隙的环境因素：
(1) 先天因素：①先天性缺牙。②过小牙。③巨舌症。④上唇系带附力过低。⑤埋伏额外牙、阻生牙。
(2) 后天因素：①全身性疾病，如肢端肥大症。②因龋病、外伤等导致的牙齿早失、邻牙移位。③口腔不良习惯，如吮指习惯、伸舌习惯、咬唇习惯。④慢性牙周炎。⑤不良发音习惯。
20. 牙列间隙的矫治原则：发现并去除病因，关闭间隙或集中间隙用于修复，注意保持，预防复发。
(1) 去除病因：①唇系带异常患者需配合系带修整术。②舌体过大患者可配合舌部分切除术。③埋伏牙患者需行埋伏牙牵引或拔除。④有口腔不良习惯的患者需破除不良口腔习惯。⑤牙周病患者需配合牙周治疗。⑥不良发音习惯患者需配合发音训练、舌肌训练。
(2) 关闭间隙。
(3) 集中间隙修复。

第三节　双颌前突

一、教学内容和目的要求

1. 教学内容

（1）病因。

（2）临床表现

1）颜貌检查。

2）口内检查。

3）X线头影测量分析。

（3）诊断。

（4）治疗

1）一般性矫治。

2）正畸—正颌联合治疗。

（5）典型病例。

2. 目的要求

（1）了解双颌前突的发病率及分类。

（2）了解双颌前突的病因。

（3）掌握双颌前突的临床表现。

（4）掌握双颌前突的诊断。

（5）掌握双颌前突的矫治原则。

二、重点和难点

1. 重点

（1）双颌前突的临床表现。

（2）双颌前突的诊断。

（3）双颌前突的矫治原则。

2. 难点

（1）双颌前突的临床表现。

（2）双颌前突的诊断。

三、试题及参考答案

【A 型题】

1. 以下双颌前突的说法，不正确的是

A. 双颌前突是指上下颌前牙均前突

B. 可同时伴有上下颌骨前突

C. 双牙弓前突患者上下颌骨正常

D. 双颌前突患者属于骨性错殆

E. 双牙弓前突患者属于单纯牙性错殆

2. 以下双颌前突的说法，正确的是

A. 双颌前突患者往往咬合功能基本正常

B. 双颌前突易造成患者Ⅲ类骨面型

C. 双颌前突不影响患者口腔健康

D. 白种人患病率较高

E. 我国北方人患病率较高

3. 双颌前突的病因不包括

A. 遗传因素   B. 口腔不良习惯   C. 替牙障碍

D. 舌体过大   E. 牙周炎

4. 以下双颌前突说法，不正确的是

A. 可由上下颌骨矢状向生长发育过度造成

B. 可由上下颌牙列整体前移造成

C. 可由口腔不良习惯造成

D. 可由颌面部外伤造成

E. 具有明显的种族倾向

5. 双颌前突的临床表现不包括

A. 上下唇前突   B. 开唇露齿   C. 下颌后下旋转

D. 颏部紧张   E. 上下前牙前突

6. 以下哪项属于双颌前突的临床表现

A. 上下颌牙弓矢状向关系正常   B. 双侧磨牙Ⅱ类关系

C. 前牙深覆盖   D. 中重度牙列拥挤

E. 前牙深覆殆

7. 双颌前突的头影测量分析不正确的是

A. SNA 角可能增大   B. SNB 角可能增大   C. SNA 角可能正常

D. SNB 角可能正常   E. ANB 角可能减小

8. 双颌前突的头影测量分析正确的是

A. UI-NP 减小   B. LI-NP 减小   C. UI-SN 减小

D. LI-MP 减小   E. UI-LI 减小

9. 双颌前突的头影测量分析不正确的是

A. UL-E 线距增大   B. LL-E 线距增大   C. MP-FH 增大

D. UI-NP 增大   E. LI-NP 增大

10. 双颌前突的诊断要点，正确的是

A. 磨牙远中关系   B. 上下唇前突   C. 前牙深覆盖

D. 前牙深覆殆   E. 中重度牙列拥挤

11. 关于双颌前突的治疗，不正确的是

A. 常采用拔牙矫治   B. 常需加强支抗   C. 常采用高转矩托槽

D. 主弓丝常需增加负转矩   E. 需密切关注气道改变

12. 关于双颌前突的治疗，不正确的是

A. 拔除 4 颗第一前磨牙   B. 拔除 4 颗第二前磨牙

C. 拔除 4 颗第三磨牙，推磨牙向远中   D. 非拔牙矫治，采用邻面片切

E. 正畸—正颌联合治疗

13. 关于双颌前突的治疗，不正确的是

A. 可能需要最大支抗　　　　B. 可能需要中度支抗　　　　C. 可能需要最小支抗

D. 可能需要增加前牙正转矩　　E. 可能需要正畸—正颌联合治疗

14. 关于双颌前突拔除 4 颗第一前磨牙的患者，正确的是

A. 常需要前牙最大支抗　　　　B. 常需要较粗的主弓丝　　　　C. 常增加前牙负转矩

D. 常使用前牙低转矩托槽　　　E. 增大余隙角有利于治疗

15. 治疗双颌前突患者时，需注意

A. 前牙转矩　　　　　　　　　B. 牙根吸收　　　　　　　　　C. 支抗控制

D. 气道改变　　　　　　　　　E. 以上均正确

【X 型题】

16. 以下关于双颌前突的说法，正确的是

A. 上下颌前牙前突，可同时伴有上下颌骨前突

B. 双牙弓前突为骨性错殆

C. 有明显的种族倾向

D. 前牙覆殆覆盖基本正常

E. 拥挤量小

17. 双颌前突患者，增加支抗的方法包括

A. 口外弓　　　　　　　　　　B. Nance 托　　　　　　　　　C. 横腭杆

D. 种植钉　　　　　　　　　　E. 唇挡

18. 双颌前突的头影测量正确的是

A. ANB 角正常　　　　　　　　B. UI-LI 角减小　　　　　　　C. UI-SN 角增大

D. LI-MP 角增大　　　　　　　E. UI-LI 角增大

19. 双颌前突的诊断要点包括

A. 上下唇前突　　　　　　　　B. 磨牙中性关系　　　　　　　C. 前牙覆盖正常

D. 前牙覆殆正常　　　　　　　E. 无明显拥挤

20. 双颌前突的治疗方法包括

A. 拔牙矫治　　　　　　　　　B. 功能矫治　　　　　　　　　C. 推磨牙向远中

D. 切牙唇向移动　　　　　　　E. 正畸—正颌联合治疗

【填空题】

21. 双颌前突患者，若 SNA 角、SNB 角增大，则属于_____；若 SNA 角、SNB 角正常，则属于_____。

22. 双颌前突一般性矫治的主要目标是_____、_____、_____、_____。

23. 根据颅颌面生长发育规律，随年龄增长，颏部逐渐_____，前牙逐渐_____，唇部_____。

【简答题】

24. 请简述双颌前突的临床表现。

25. 请简述双颌前突一般性矫治方法。

【参考答案】

1. D　2. A　3. E　4. D　5. C　6. A　7. E　8. E　9. C　10. B　11. D　12. D　13. C　14. B　15. E

16. ACDE　17. ABCD　18. ABCD　19. ABCDE　20. ACE

21. 骨性错𬌗　牙性错𬌗

22. 减小上下颌前牙突度　减小唇突度　改善侧貌　改善唇闭合功能

23. 变突　直立　后移

24. 双颌前突的临床表现主要是：

（1）上下唇前突，唇闭合不全，颏部紧张。

（2）上下颌牙弓矢状向关系正常，双侧磨牙基本中性关系，前牙覆𬌗覆盖基本正常，拥挤量小。

（3）X 线头影测量分析：ANB 角正常、UI-NP 增大、LI-NP 增大、UI-SN 角增大、LI-MP 角增大、UI-LI 角减小、UL-E 线距增大、LL-E 线距增大。

25. 双颌前突一般性矫治方法是：

（1）双颌前突程度较严重的患者，拔除 4 颗第一前磨牙，采用强支抗，注意控制上颌切牙转矩，内收上下颌前牙，改善唇突度。

（2）双颌前突程度较轻的患者，拔除 4 颗第二前磨牙，无须额外支抗，适当内收前牙。

（3）双颌前突程度较轻的患者，第二磨牙远中骨量充足且拒绝拔除前磨牙者，拔除 4 颗第三磨牙，利用种植钉支抗远移上下颌牙列，内收前牙。

第四节　前牙反𬌗

一、教学内容和目的要求

1. 教学内容

前牙反𬌗是我国儿童常见的一种错𬌗畸形，它对口腔功能、颜面美观和心理健康有较严重影响，并可随生长增龄症状加重。反𬌗形成的病因有遗传因素、先天因素和后天原因。临床表现为牙关系异常，颌骨发育与颅面关系异常，面部软组织和口颌系统功能异常。前牙反𬌗诊断中要区分牙性、功能性和骨性反𬌗。一般主张早期矫治，不同时期，不同类型的反𬌗矫治原则、矫治方法也不尽相同。

2. 目的要求

（1）掌握前牙反𬌗形成的病因、临床表现；牙性、功能性、骨性反𬌗的诊断与鉴别诊断；矫治原则和方法。

（2）熟悉骨性前牙反𬌗的颅面类型。

（3）了解正畸代偿治疗与正畸—正颌联合治疗适应证的鉴别，前牙反𬌗的颅面生长和预后估计。

二、重点和难点

1. 重点

（1）掌握前牙反𬌗形成的病因

1）遗传因素。

2）环境因素：环境因素包括先天因素和后天因素（A. 全身性疾病；B. 呼吸道疾病；C. 乳牙及替牙期局部障碍；D. 口腔不良习惯）。

（2）掌握前牙反𬌗的临床表现

1）牙关系异常：上下前牙唇倾度正常或异常；磨牙关系多为近中，可为中性。

2）颌骨发育与颅面关系异常。

3）口颌系统功能异常：咀嚼肌活动不协调；咀嚼肌效能减低；颞下颌关系紊乱。

（3）掌握前牙反殆的诊断与鉴别诊断

通过病因、临床表现、影像学检测等进行诊断及鉴别诊断（表9-1）。

表9-1　前牙反殆的诊断与鉴别诊断

诊断要素	牙性	骨性	功能性
主要病因	萌出、替牙障碍	颌骨异常	功能因素
侧貌变化	基本正常	凹面型	MPP 正常侧貌；ICP 凹面型
下颌闭合道	规则	规则	MPP-ICP 跳跃，下颌前伸
下颌后退至切对切	一般不能	一般不能	能
磨牙关系	多为中性	多为近中	多为轻度近中
SNA	正常	小或正常	正常
SNB	正常	大或正常	大
ANB	正常 0°~5°	小或负（<0°）	ICP 小或负；MPP 明显增大
U1 长轴	舌向错位	多代偿性唇倾	正常或适应性舌倾
L1 长轴	唇向错位	多代偿性舌倾	正常或适应性唇倾
上颌长	正常	小或正常	正常
下颌长	正常	大或正常	正常

（4）掌握前牙反殆的矫治原则和矫治方法（表9-2）。

表9-2　前牙反殆的矫治原则和矫治方法

	乳牙期	替牙期	恒牙早期
类型	牙性和功能性常见	骨性和功能性混合多见	
矫治原则	早期矫治，利于颌面部正常方向发育。	首先通过上下颌前牙移动解除反殆，以利于上下颌骨的生长趋势，防止骨性前牙反殆的发生发展；不急于上颌减数治疗。	上颌发育不足伴牙弓拥挤患者，为维护面型拔牙应谨慎。
矫治目的	恢复下颌正常咬合位置；改善骨面型、抑制下颌发育。	接触前牙反殆，促进上颌发育、抑制下颌发育。	通过牙齿位置改变建立覆殆覆盖、掩饰骨性畸形。
矫治方法	1）牙性：双曲舌簧殆垫式矫治器。 2）功能性：下颌联冠式斜面盗版矫治器；FR-Ⅲ。 3）不良习惯的纠正。 最佳矫治时间：4~5 岁。 疗程：3~5 个月。	1）牙性：唇倾上颌前牙、舌倾下颌前牙。 2）功能性：消除功能因素。 3）骨性：上颌发育不足—前牵引；下颌生长过度较难抑制，观察期用颏兜抑制下颌生长。	1）仍有生长潜力的上颌发育不足患者—前牵引。 2）高角患者及严重拥挤患者考虑拔牙，考虑辅助种植钉支抗作为整体牙弓远移。 3）成年后正畸—正颌联合治疗。

2. 难点

（1）如何鉴别诊断牙性、功能性和骨性前牙反殆。

（2）不同时期，不同类型的前牙反殆所采取的矫治原则和矫治方法。

三、试题及参考答案

【名词解释】

1. 前牙反𬌗
2. 牙型反𬌗
3. 功能型反𬌗
4. 骨型反𬌗
5. 近中错𬌗

【A 型题】

6. 以下哪项不是前牙反𬌗的病因

A. 上颌乳切牙早失　　　B. 多数乳磨牙早失　　　C. 乳尖牙磨耗不足

D. 咬下唇　　　E. 咬上唇

7. 前牙反𬌗骨型分类，骨骼 I 型是

A. 5°≥ANB 角≥0°　　　B. 5°≥ANB 角≥2°　　　C. 6°≥ANB 角≥4°

D. ANB 角≥6°　　　E. ANB 角 < 0°

8. 前牙反𬌗骨型分类，骨骼Ⅲ型是

A. ANB 角 < 2°　　　B. ANB 角 < 0°　　　C. ANB 角 < -2°

D. ANB 角 > 0°　　　E. ANB 角 < 5°

9. 哪项不是骨性前牙反𬌗的诊断标准

A. 近中磨牙关系　　　B. ANB≥0　　　C. 下颌不能后退至前牙对刃

D. 前牙代偿明显　　　E. 伴有不同程度的颌骨大小，形态和位置异常

10. 乳牙反𬌗最佳矫治时间是

A. 2~3 岁　　　B. 2~4 岁　　　C. 3~5 岁

D. 4~6 岁　　　E. 6~7 岁

11. 乳牙期最常用的矫治器是

A. 下前牙连冠式斜面导板矫治器　　　B. 下颌𬌗垫矫治器　　　C. 上颌𬌗垫矫治器

D. 肌激动器　　　E. 功能调节器

12. 对于替牙期，恒牙早期上颌发育不足为主的骨性前牙反𬌗，常用的矫治器

A. 功能调节器　　　B. 头帽颏兜　　　C. 固定矫治器

D. 上颌𬌗垫式矫治器　　　E. 口外上颌前方牵引器

13. 对于下颌发育过度倾向的前牙反𬌗的早期矫治方法是

A. 上颌𬌗垫式矫治器　　　B. 头帽颏兜　　　C. 功能调节器

D. 口外上颌前方牵引器　　　E. 固定矫治器

14. 哪项不是功能性前牙反𬌗的诊断标准

A. 近中磨牙关系　　　B. 牙位与肌位不一致　　　C. 下颌能后退至前牙对刃

D. 颌骨大小，形态异常　　　E. 前牙没有代偿表现

15. 患者，女，10 岁，替牙期。磨牙近中关系，前牙反𬌗 4 mm，下颌前突。下颌体稍长，上颌颌骨区发育差。最佳矫治计划是

A. 观察至恒牙列治疗　　　B. 功能矫治器　　　C. 面罩前牵引

D. 双曲舌簧矫治器　　　E. 去除不良习惯

【X 型题】

16. 以下哪些先天性疾病是前牙反殆的病因

A. 先天性唇腭裂　　　　　B. 唇系带异常　　　　　C. 上颌恒牙先天缺失

D. 额外牙　　　　　　　　E. 巨舌症

17. 以下哪些替牙期局部障碍易引起前牙反殆

A. 上颌乳切牙滞留　　　　B. 恒牙早萌　　　　　　C. 多数乳磨牙早失

D. 上颌乳切牙早失　　　　E. 乳尖牙磨耗不足

18. 哪些口腔不良习惯可造成前牙反殆

A. 吮指习惯　　　　　　　B. 咬下唇习惯　　　　　C. 偏侧咀嚼习惯

D. 下颌前伸习惯　　　　　E. 伸舌习惯

19. 功能性前牙反殆诊断指标

A. 下颌能后退成切对切　　B. 上下切牙代偿倾斜　　C. 有家族遗传史

D. 肌位与牙位不一致　　　E. 下颌骨大小，形态基本正常

20. 骨性前牙反殆诊断指标

A. ANB 角 <0°，Ⅲ类骨面型　B. 下颌不能后退　　　　C. 颌骨大小，形态和位置异常

D. 上下切牙无代偿倾斜　　E. 肌位与牙位不一致

21. 骨性前牙反殆的颅面矢状类型有

A. 上颌正常下颌前突型　　B. 上颌前突下颌后缩　　C. 上颌前突下颌正常

D. 上下颌均前突　　　　　E. 上下颌均后缩

22. 骨性前牙反殆的颅面垂直类型有

A. 高角型　　　　　　　　B. 前突型　　　　　　　C. 低角型

D. 后缩型　　　　　　　　E. 适中型

23. 乳牙反殆以功能性反殆为主，常采取早期阻断性矫治，矫治下颌位置功能性前移，常采用的方法有

A. 调磨乳尖牙　　　　　　B. 头帽颏兜　　　　　　C. 上颌前方牵引器

D. 上颌殆垫式矫治器　　　E. 下颌联冠式斜面导板

24. 上颌殆垫式矫治器适用于

A. 乳牙期前牙反殆　　　　B. 替牙期牙性前牙反殆　C. 反覆殆较浅，反覆盖较大

D. 上颌发育不足　　　　　E. 下颌发育过度

25. 下前牙联冠式斜面导板矫治器适用于

A. 乳牙期功能性前牙反殆　B. 骨性前牙反殆

C. 患者反覆殆较深，反覆盖不大　D. 患者反覆殆较浅，反覆盖大

E. 牙列整齐，不伴有拥挤。

26. 口外上颌前方牵引器适用于

A. 功能性前牙反殆　　　　B. 骨性前牙反殆　　　　C. 上颌正常，下颌前突

D. 上颌发育不足，下颌基本正常　E. 牙性前牙反殆

27. 恒牙早期前牙反殆矫治方法

A. 外上颌前方牵引器　　　B. 上颌殆垫式矫治器　　C. 扩大上颌牙弓

D. 颏兜　　　　　　　　　E. 拔牙矫治

【简答题】

28. 前牙反殆的病因？

29. 如何区别骨性前牙反𬌗和功能性前牙反𬌗？

30. 乳前牙反𬌗的矫治方法？

31. 功能性前牙反𬌗的矫治方法？

32. 骨性前牙反𬌗的矫治方法？

33. 替牙期个别恒切牙反𬌗的矫治方法？

【参考答案】

1. 咬合时下前牙舌面覆盖上前牙牙冠的唇面。三个以上的上颌前牙与对颌呈反𬌗关系称多数前牙反𬌗。

2. 由于牙齿萌出、替换过程中的障碍，导致上下前牙位置异常引起反𬌗，骨骼颜面正常。

3. 多由咬合干扰、早接触、口腔不良习惯、不正确哺乳、扁桃体肥大等功能因素引起下颌位置前移形成的反𬌗。下颌骨大小形态正常，下颌可后退成切𬌗。

4. 上、下颌骨生长不均衡造成的颌间关系异常。颌骨大小形态位置异常，Ⅲ类骨面型，下颌不能后退。

5. 上下颌骨及牙弓的近、远中关系不调，下颌及下颌牙弓处于近中位置，磨牙为近中关系。上颌第一恒磨牙的近中颊尖咬𬌗时与下颌第一恒磨牙的远中颊尖相对，为轻度近中错𬌗关系。上颌第一恒磨牙的近中颊尖咬合于与下颌第一、第二恒磨牙之间为完全近中错𬌗关系。

6. D　7. A　8. B　9. B　10. C　11. C　12. C　13. B　14. D　15. C　16. ACD　17. ACDE　18. ADE　19. ADE　20. ABC　21. ADE　22. ACE　23. ADE　24. ABC　25. ACE　26. BD　27. ACE

28. （1）遗传因素。

（2）环境因素：包括先天因素和后天因素。其中后天因素包括：①全身性疾病；②呼吸道疾病；③乳牙及替牙期局部障碍；④口腔不良习惯。

29. （1）家族史：骨性前牙反𬌗一般都有家族史。

（2）临床检查：1）下颌闭合道：A. 下颌功能性移位：功能性反𬌗下颌闭合道不规则。B. 面型检查：功能性反𬌗牙尖交错𬌗时呈凹面形，姿势位面形改善为直面型。

2）咬合关系：A. 功能性反𬌗时磨牙近中关系、前牙反覆盖较小、反覆𬌗较深；姿势位时磨牙关系可能为中性甚至远中关系。B. 骨性前牙反𬌗磨牙、尖牙关系为近中关系，反覆盖较大、反覆𬌗较小，甚至有开𬌗趋势。

3）牙性代偿：骨性前牙反𬌗多有前牙代偿。

（3）颌骨特征：1）矢状向：骨性前牙反𬌗上下颌骨大小形态位置异常。

2）垂直向：A. 功能性前牙反𬌗多为低/均角形；B. 骨性前牙反𬌗多为高/均角形。

30. 乳前牙反𬌗最佳矫治时间为4～5岁，矫治方法：

（1）反覆𬌗浅者：调磨法（下切牙切缘唇侧，上切牙切缘舌侧，未磨改的乳尖牙）。

（2）反覆𬌗中度者：上颌双曲舌簧式𬌗垫式矫治器。

（3）反覆𬌗深者：下颌联冠式斜面导板。

31. （1）破除不良习惯。

（2）去除咬合干扰（尖牙磨耗不足），通过治龋及修复后牙以恢复正常咬合；

（3）采用功能矫治器矫正（斜面导板，改良肌激动器，功能调节器Ⅲ型）等。

32. （1）骨性下颌前突

1）乳牙期：颌骨畸形一般不明显，通过改变牙位及移动下颌恢复下颌正常咬合位置，改善骨面型。

2）替牙期：下颌生长过度较难抑制，观察期使用颏兜抑制下颌过度向前生长。

（2）骨性上颌后缩：上颌骨发育不足；前牵引上颌刺激上颌的生长，可配合螺旋扩大器快速扩弓推切牙向唇侧，通过切牙唇移刺激前颌骨的发育。

注意：轻中度骨骼畸形，用生长矫治＋掩饰治疗；严重骨性畸形，ANB 角 < −4°，上下切牙代偿倾斜，前牙反覆盖过大，成年后做正颌外科手术。

33.（1）上切牙舌向错位：反覆殆浅者用咬橡法，反覆殆中度者用上切牙斜面导板或上颌殆垫式矫治器附双曲舌簧。

（2）下切牙唇向错位：下颌殆垫式矫治器附双曲唇弓内收下切牙。

第五节　后牙反殆

一、教学内容和目的要求

1. 教学内容

后牙反殆可见于乳牙列、替牙列和恒牙列。后牙反殆主要因为上颌牙弓狭窄或上颌后牙舌侧倾斜造成，小部分患者由于下颌牙弓宽度或下颌后牙颊倾度异常引起，可分为牙性因素、功能性因素及骨性因素。临床表现为下颌后牙颊尖及其舌斜面位于相应上颌后牙颊尖及颊斜面的颊侧，可发生在单侧或双侧，个别牙或多数牙。后牙反殆诊断中要区分牙性、骨性及其严重程度。针对不同类型的后牙反殆，矫治方法不尽相同。

2. 目的要求

（1）掌握后牙反殆的概念。
（2）了解后牙反殆的病因、临床表现、诊断和矫治。

二、重点和难点

1. 重点

（1）掌握后牙反殆的概念。
（2）了解后牙反殆的病因。
1）牙性因素：A. 单侧乳磨牙早失或滞留；B. 单侧上颌牙列后牙区拥挤。
2）功能性因素：A. 一侧多数牙龋坏形成单侧咀嚼；B. 对一侧下颌不正常的压力（托腮）；C. 替牙期由于咬合干扰引起下颌偏斜。
3）骨性因素：A. 口呼吸，两腮压力增大，上牙弓变窄；B. 唇腭裂，上颌牙弓宽度发育不足或手术瘢痕；C. 髁突的良性肥大引起下颌偏斜。
（3）了解后牙反殆的临床表现。
下颌功能性移位、诱发颞下颌关节症状、颜面畸形。
（4）了解后牙反殆的诊断。
1）矢状向：上下颌骨长度、磨牙及尖牙关系。
2）水平向：后牙颊舌倾情况、横殆曲线、基骨宽度。
3）垂直向：伸长或压低。
（5）了解后牙反殆的矫治。
1）及时治疗龋坏，改单侧咀嚼习惯。
2）采用固定矫治装置，上下颌后牙交互牵引。
3）调殆：去除咬合干扰。

4）通过减数或其他方法创造间隙，利用固定矫治器弓丝纠正单侧后牙反牙合。

5）使用扩弓装置：上颌螺旋扩弓装置；单侧双曲舌簧牙合垫式活动矫治器；上颌四圈簧扩弓；单舌侧翼上颌扩弓矫治器。

6）如骨性偏颌，考虑成年后做正颌外科手术。

2. 难点

后牙反牙合的矫治要点。

三、试题及参考答案

【名词解释】

1. 后牙反牙合

2. 牙性后牙反牙合

3. 骨性后牙反牙合

【A 型题】

4. 下列哪项不是牙性后牙反牙合的原因

A. 上颌乳磨牙早失   B. 上颌乳磨牙滞留   C. 唇腭裂

D. 上颌后牙列区拥挤   E. 额外牙

5. 下列哪项不是后牙反牙合的诊断要点

A. 上颌基骨发育不足   B. 下颌基骨发育过度   C. 横牙合曲线异常

D. 前牙反牙合   E. 咬合干扰

6. 替牙期上颌牙弓狭窄引起的后牙反牙合最常用的扩弓方式

A. 双曲舌簧牙合垫矫治装置扩弓   B. 螺旋扩弓装置快速扩弓   C. 螺旋扩弓装置慢速扩弓

D. 四眼圈簧扩弓簧   E. 菱形扩弓簧

【X 型题】

7. 以下哪些是引起后牙反牙合的骨性因素

A. 唇腭裂   B. 巨舌症   C. 髁突肥大

D. 咬合干扰   E. 口呼吸

8. 以下哪些替牙期局部障碍易引起后牙反牙合

A. 上颌乳磨牙早失   B. 乳尖牙磨耗不足   C. 恒牙早萌

D. 上颌乳磨牙滞留   E. 恒牙萌出顺序紊乱

9. 以下哪些属于牙性后牙反牙合的矫治方法

A. 固定矫治   B. 上颌扩弓   C. 颌间交互牵引

D. 颌内牵引   E. 拔牙矫治解除拥挤

10. 以下哪些属于开辟牙列间隙的常用方法

A. 拔牙矫治   B. 邻面去釉   C. 唇倾牙的纠正

D. 舌倾牙的纠正   E. 磨牙远移

11. 以下属于活动式上颌扩弓装置

A. 双曲舌簧牙合垫矫治装置   B. 翼上颌扩弓矫治装置   C. 螺旋扩弓装置

D. 四眼圈簧扩弓簧   E. 菱形扩弓簧

12. 后牙反殆患者下颌后牙过宽的矫治方法

A. 扩大上颌牙弓　　　　　　B. 上下颌后牙交互牵引　　　　　C. 尖牙调磨

D. 纠正下颌后缩　　　　　　E. 正颌外科手术

【简答题】

13. 形成单侧后牙反殆的原因是什么？

14. 形成双侧后牙反殆的原因是什么？

15. 简述单侧后牙反殆的矫治。

16. 简述双侧后牙反殆的矫治。

【参考答案】

1. 下颌后牙颊尖及其舌斜面位于相应上颌后牙颊尖及颊鞋面的颊侧。

2. 由上颌后牙舌向倾斜、下颌牙颊向倾斜或后牙拥挤导致的个别或多个后牙反殆。

3. 由于上牙弓狭窄、下牙弓过宽引起的后牙反殆。

4. C　5. D　6. B　7. ABCE　8. ACDE　9. ABCE　10. ABDE　11. ABDE　12. ABCDE。

13.（1）牙性因素：①单侧乳磨牙早失或滞留；②单侧上颌牙列后牙区拥挤。

（2）功能性因素：①一侧多数牙龋坏形成单侧咀嚼；②对一侧下颌不正常的压力（托腮）；③替牙期由于咬合干扰引起下颌偏斜。

（3）骨性因素：髁突的良性肥大引起下颌偏斜。

14.（1）口呼吸，两腮压力增大，上牙弓变窄；

（2）唇腭裂，上颌牙弓宽度发育不足或手术瘢痕。

15.（1）调殆：去除咬合干扰。

（2）及时治疗龋坏，改单侧咀嚼习惯。

（3）采用固定矫治装置，上下颌后牙交互牵引。

（4）通过减数或其他方法创造间隙，利用固定矫治器弓丝纠正单侧后牙反殆。

（5）使用扩弓装置：上颌螺旋扩弓装置；单侧双曲舌簧殆垫式活动矫治器；上颌四圈簧扩弓；单舌侧翼上颌扩弓矫治器。

（6）如骨性偏颌，考虑成年后做正颌外科手术。

16.（1）调殆：去除咬合干扰。

（2）如系上牙弓狭窄：①多采用上颌扩弓矫治装置，如螺旋扩弓装置、W 形扩弓装置、分裂基托扩弓装置、四眼圈簧扩弓簧；②配合固定矫治装置，上下颌后牙交牵引；③外科手术辅助扩开上颌牙弓。

（3）如系下牙弓过大者：①可采用后牙交互牵引；②适当扩大上颌牙弓；③外科手术缩窄下颌牙弓。

第六节　后牙锁殆

一、教学内容和目的要求

1. 教学内容

后牙正锁殆临床表现为上颌后牙的舌尖及其舌斜面咬合于下颌后牙颊尖及其颊斜面的颊侧，相应上下颌后牙无殆面接触；后牙反锁殆表现为上颌后牙的颊尖及其颊斜面位于下颌后牙舌尖及其舌斜面的舌侧，相应上下颌后牙殆面无接触。后牙锁殆的病因与后牙反殆相似，可分为牙性因素、功能性因素及骨性因素，可发生在单侧或双侧后牙段。可能伴有不同程度的颞下颌关节紊乱症状及颜面不对称。其诊断与后牙反殆相似，需明确牙性和骨性畸形的部位及严重程度。针对不同类型后牙锁𬌗可采用不同矫治方法。

锁𬌗的概念、分类，锁𬌗的病因，造成的危害及常用矫治方法。

2. 目的要求

（1）掌握锁𬌗的概念，分类。

（2）了解锁𬌗的病因，危害及矫治方法。

二、重点和难点

1. 重点

（1）掌握锁𬌗的概念及分类。

（2）了解锁𬌗的病因

1）牙性因素：①个别乳磨牙早失或滞留或恒牙胚位置异常；②后牙段拥挤。

2）功能性因素：一侧多数磨牙严重龋坏或早失，单侧咀嚼，形成多数后牙正锁𬌗。

3）骨性因素：上颌基骨水平过宽和（或）下颌基骨过窄，可伴上下颌骨矢状向不调。

（3）了解锁𬌗的危害

1）影响下颌的侧向运动。

2）引起颜面不对称畸形。

3）诱发颞下颌关节紊乱病。

（4）了解锁𬌗的矫治方法

1）前磨牙区个别牙锁𬌗：创造牙移动间隙，采用固定矫治器颌内牙移动，可配合上下牙交互牵引。

2）个别第二磨牙锁𬌗：①拔除第三磨牙，为第二磨牙移动提供间隙，用固定矫治器颌内牙移动，可配合上下牙交互牵引；②如同侧第三磨牙尚未萌出或即将萌出，牙大小位置较正常，可将该侧第二磨牙拔除，以便第三磨牙自行调位。

3）一侧多数后牙锁𬌗：健侧做𬌗垫，患侧后牙进行多组牙的交互颌间牵引。

4）双侧多数后牙锁𬌗：联合固定矫治器、𬌗垫、颌间牵引装置、修复等方法升高咬合，建立上下后牙正常咬合关系。严重者考虑正颌手术。

2. 难点

锁𬌗的矫治方法。

三、试题及参考答案

【名词解释】

1. 锁𬌗

2. 正锁𬌗

3. 反锁𬌗

【A 型题】

4. 引起后牙锁𬌗的因素不包括

A. 上颌乳磨牙早失   B. 长期单侧咀嚼   C. 牙胚位置异常

D. 上颌后牙列区拥挤   E. 咬下唇不良习惯

5. 单侧后牙锁𬌗的矫治方法不包括

A. 替牙期观察第三磨牙牙胚，拔除第二磨牙

B. 颌内交互牵引

C. 微种植钉支抗牵引锁𬌗牙

D. 健侧𬌗垫，患侧颌间交互牵引

E. 及时修复龋坏患牙

【X 型题】

6. 后牙锁𬌗的危害

A. 下颌骨偏斜　　　　B. 咀嚼功能降低　　　　C. 诱发颞下颌关节紊乱

D. 造成前牙开𬌗　　　E. 颜面不对称

7. 后牙锁𬌗的诊断要点

A. 前牙覆𬌗覆盖　　　B. 横𬌗曲线　　　　　　C. 上颌颌骨基骨宽度

D. 咬合干扰　　　　　E. 后牙牙冠颊舌向倾斜

【简答题】

8. 锁𬌗的病因是什么？

9. 后牙锁𬌗的危害是什么？

10. 后牙锁𬌗的常用矫治方法是什么？

【参考答案】

1. 锁𬌗又称跨𬌗，上颌后牙被锁结在下后牙的颊侧或舌侧，或是下后牙被锁结在上后牙的颊侧或舌侧，上下后牙𬌗面不接触。

2. 上颌后牙的舌尖及其舌斜面咬合于下颌后牙颊尖及其颊斜面的颊侧。

3. 上颌后牙的颊尖及其颊斜面咬合于下颌后牙舌尖及其舌斜面的舌侧。

4. E　5. B　6. ABCE　7. BCDE

8.（1）牙性因素：①个别乳磨牙早失或滞留或恒牙胚位置异常；②后牙段拥挤。

（2）功能性因素：一侧多数磨牙严重龋坏或早失，单侧咀嚼，形成多数后牙正锁𬌗。

（3）骨性因素：上颌基骨水平过宽和（或）下颌基骨过窄，可伴上下颌骨矢状向不调。

9.（1）影响下颌的侧向运动。

（2）引起颜面不对称畸形。

（3）诱发颞下颌关节紊乱病。

10.（1）前磨牙区个别牙锁𬌗：创造牙移动间隙，采用固定矫治器颌内牙移动，可配合上下牙交互牵引。

（2）个别第二磨牙锁𬌗：①拔除第三磨牙，为第二磨牙移动提供间隙，用固定矫治器颌内牙移动，可配合上下牙交互牵引；②如同侧第三磨牙尚未萌出或即将萌出，牙大小位置较正常，可将该侧第二磨牙拔除，以便第三磨牙自行调位。

（3）一侧多数后牙锁𬌗：健侧做𬌗垫，患侧后牙进行多组牙的交互颌间牵引。

（4）双侧多数后牙锁𬌗：联合固定矫治器、𬌗垫、颌间牵引装置、修复等方法升高咬𬌗，建立上下后牙正常咬合关系。严重者考虑正颌手术。

注意：1）矫正后牙锁𬌗要注意间隙问题，如间隙不足，需先开拓间隙，严重拥挤需配𬌗减数。2）锁禾牙纠正后，通常会出现早接触，应根据情况进行少量调𬌗。

第七节 前牙深覆盖

一、教学内容和目的要求

1. 教学内容

（1）前牙深覆盖的病因。
（2）前牙深覆盖的分度和分类。
（3）深覆盖的矫治。

2. 目的要求

（1）掌握深覆盖形成的局部因素，了解遗传因素和全身因素。
（2）掌握前牙深覆盖的分度和发病机制分类。
（3）掌握前牙深覆盖的诊断、早期阻断性矫治原则和方法，掌握安氏Ⅱ类1分类错𬌗的治疗目标；了解安氏Ⅱ类1分类错𬌗的矫治原则和方法。

二、重点和难点

1. 重点

（1）前牙深覆盖形成的局部因素。
（2）前牙深覆盖的病因机制分类。
（3）前牙深覆盖的矫治原则。

2. 难点

（1）口腔不良习惯和替牙障碍形成前牙深覆盖。
（2）功能性前牙深覆盖的病因机制。

三、试题及参考答案

【名词解释】

1. anterior overjet

【A型题】

2. Ⅲ度前牙深覆盖指上切牙切端至下前牙唇面的最大水平距离

A. >3 mm   B. >5 mm   C. >6 mm

D. >8 mm   E. >10 mm

3. 口呼吸的形成因素

A. 巨舌症   B. 腺样体肥大   C. 髁突肥大

D. 唇腭裂   E. 牙萌出顺序异常

4. 在形成安氏Ⅱ类1分类错𬌗的骨骼因素中，主要因素是

A. 上颌前突   B. 上颌发育不足   C. 下颌前突

D. 下颌后缩   E. 下颌偏斜

5. 口呼吸习惯可造成上牙弓

A. 牙弓狭窄，前牙唇倾，腭盖高拱

B. 牙弓增宽，前牙唇倾，腭盖高拱

C. 拥挤，后牙反𬌗，舌体下降

D. 拥挤，后牙反𬌗，舌体上抬

E. 以上均不是

【B 型题】

A. >3 mm

B. >5 mm

C. 3～5 mm

D. 5～8 mm

E. >8 mm

6. 前牙深覆盖指上前牙切端至下前牙唇面的最大水平距离_____者。

7. Ⅰ度前牙深覆盖指上切牙切端至下前牙唇面的最大水平距离_____者。

8. Ⅱ度前牙深覆盖指上切牙切端至下前牙唇面的最大水平距离_____者。

9. Ⅲ度前牙深覆盖指上切牙切端至下前牙唇面的最大水平距离_____者。

A. 功能矫治器促进下颌向前生长

B. 口外弓抑制上颌生长

C. 口外弓推上磨牙向远中

D. 拔牙治疗

E. 外科手术

10. 下颌后缩的早期矫治

11. 上颌前突的早期矫治

12. 牙型Ⅱ类错𬌗的早期矫治

13. 上颌前突的常规矫治

14. 严重下颌后缩的矫治

15. 牙型Ⅱ类错𬌗的常规矫治

【X 型题】

16. 长期口呼吸可形成

A. 上颌牙弓狭窄　　　　　　B. 前突　　　　　　　　　C. 后牙反牙𬌗

D. 腭盖低平　　　　　　　　E. 磨牙远中关系

17. 咬下唇可造成

A. 前牙反𬌗　　　　　　　　B. 拥挤　　　　　　　　　C. 上前牙唇倾

D. 前牙深覆盖　　　　　　　E. 下牙弓舌倾

18. 恒牙安氏Ⅱ类 1 分类错𬌗正畸治疗的目标

A. 改善患者侧貌外形　　　　B. 解除可能存在的牙列拥挤，排除牙列

C. 纠正前牙的深覆盖　　　　D. 矫正磨牙远中关系

E. 纠正前牙的深覆禾

19. 前牙深覆盖错𬌗的颅面骨骼类型

A. 上颌正常，下颌后缩　　　B. 上颌后缩，下颌正常　　　C. 上颌前突，下颌后缩

D. 上颌后缩，下颌前突　　　E. 上颌前突，下颌正常

【填空题】

20. 前牙深覆盖的颅面骨骼类型可以分为三类：_____；_____；_____。

【简答题】

21. 恒牙期安氏Ⅱ类1分类错𬌗正畸治疗的目标是什么？
22. 前牙深覆盖早期矫治的原则是什么？

【参考答案】

1. anterior overjet：前牙深覆盖，是指上前牙切端至下前牙唇面的最大水平距离超过 3 mm 者。
2. D 3. B 4. D 5. A 6. A 7. C 8. D 9. E 10. A 11. B 12. C 13. D 14. E 15. D 16. ABCE
17. BCDE 18. ABCDE 19. ACE

20. 上颌正常，下颌后缩 下颌正常，上颌前突 上颌前突，下颌后缩

21. （1）解除可能存在的牙列拥挤，排齐牙列。
（2）纠正前牙的深覆𬌗。
（3）纠正前牙的深覆盖。
（4）矫正磨牙远中关系。
（5）改善患者侧貌外形。

22. 前牙深覆盖早期矫治的原则：一般在替牙期到恒牙早期进行，多采用矫形力矫治器或功能矫治器对颌骨畸形进行生长改良，具体矫治原则包括：①去除病因；②及时处理替牙期出现的问题；③当上颌牙弓宽度轻中度不足时，可使用活动或固定扩弓器扩弓；④对于下颌前牙舌向倾斜的患者，可以采用下颌唇挡；⑤生长改良治疗。

第八节 深覆𬌗

一、教学内容和目的要求

1. 教学内容

（1）深覆𬌗的病因。
（2）深覆𬌗的分级。
（3）深覆𬌗的临床表现。
（4）深覆𬌗的诊断和矫治。

2. 目的要求

（1）掌握深覆𬌗形成的局部因素，了解遗传因素和全身因素。
（2）掌握深覆𬌗的分级。
（3）掌握深覆𬌗的临床表现。
（4）掌握深覆𬌗的诊断、矫治原则和方法。

二、重点和难点

1. 重点

（1）深覆𬌗形成的局部因素。

（2）深覆𬌗的临床表现。

（3）深覆𬌗的诊断。

（4）深覆𬌗的矫治原则。

3. 难点

（1）骨性深覆𬌗和牙性深覆𬌗的鉴别诊断。

（2）生长期和生长后期儿童及成人深覆𬌗的不同矫治。

三、试题及参考答案

【名词解释】

1. 深覆𬌗

【A 型题】

2. 深覆𬌗主要是

A. 前后牙牙槽高度发育不足

B. 前后牙牙槽高度发育过度

C. 前牙牙槽高度发育过度，后牙牙槽高度发育不足

D. 前牙牙槽高度发育不足，后牙牙槽高度发育过度

E. 以上均可

3. 临床上上前牙切缘覆盖下前牙牙冠唇面_____以上，称为深覆𬌗。

A. 1/3　　　　　　　　　B. 1/2　　　　　　　　　C. 2/3

D. 全部　　　　　　　　E. 以上均不是

【B 型题】

A. 前后牙槽均过高，上下前牙内倾

B. 前牙槽过高，后牙槽高度发育不足，上下前牙内倾

C 上下颌骨间位置失调，前牙槽过高，后牙槽高度发育不足，上下前牙内倾

D 下颌顺时针旋转，前牙槽过高，后牙槽高度发育不足，上下前牙内倾

E. 前后牙槽均过高，上下前牙内倾，下颌逆时针旋转

4. 牙型深覆𬌗的特征

5. 骨型深覆𬌗的特征

A. 上前牙牙冠覆盖下前牙牙冠唇面 1/3 ~ 1/2，或下前牙咬合在上前牙舌面切端 1/3 以上至 1/2 处

B. 上前牙牙冠覆盖下前牙牙冠唇面 1/2 ~ 2/3，或下前牙咬合在上前牙舌面切端 1/2 ~ 2/3 或舌隆突处

C. 上前牙牙冠覆盖下前牙牙冠唇面 2/3 以上

D. 两者均无

6. Ⅰ度深覆𬌗是

7. Ⅱ度深覆𬌗是

8. Ⅲ度深覆𬌗是

A. 改正切牙长轴

B. 协调上下颌骨的关系

C. 两者均有

D. 两者均无

9. 牙型深覆𬌗的矫治原则

10. 骨型深覆𬌗的矫治原则

【X 型题】

11. 深覆𬌗的特征

A. 前牙牙槽高度发育不足 B. 前牙牙槽高度发育过度 C. 后牙牙槽高度发育不足

D. 后牙牙槽高度发育过度 E. 无明显特征

12. 深覆𬌗的病因

A. 遗传因素 B. 发育因素 C. 咬合因素

D. 替牙因素 E. 功能因素

13. 安氏Ⅱ类2分类牙齿的主要临床表现

A. 上中切牙唇倾 B. 上侧切牙唇倾 C. 上中切牙内倾

D. 下颌牙列内倾 E. 牙列拥挤

14. 安氏Ⅱ类2分类牙齿的矫治原则

A. 改正切牙长轴 B. 抑制上切牙的生长 C. 抑制下切牙的生长

D. 促进后牙的生长 E. 促进后牙槽的生长

15. 安氏Ⅱ类2分类牙齿的面型特征

A. 面下 1/3 高度较短 B. 下颌角大 C. 咬肌发育好

D. 短方面型 E. 下颌角区丰满

【填空题】

16. 安氏Ⅱ类2分类牙齿的典型牙列表现：上中切牙_____，上侧切牙_____，上下牙列_____；磨牙_____关系；下牙弓矢状𬌗曲线_____，上牙弓矢状𬌗曲线_____。

17. 牙性安氏Ⅱ类2分类牙齿的诊断：上下颌前牙及牙槽_____，后牙及后牙牙槽高度_____；上前牙牙轴_____；面下 1/3 _____，上下颌骨的形态、大小及在矢状向的关系_____。

18. 骨性安氏Ⅱ类2分类牙齿的诊断：上下前牙_____、前牙及前牙区牙槽_____，后牙及后牙槽高度_____，上下颌骨间位置_____，下颌平面角_____正常，下颌支_____，下前面高_____，下颌呈_____；磨牙_____关系。

【简答题】

19. 安氏Ⅱ类2分类牙齿的典型面型特征。

20. 牙性安氏Ⅱ类2分类牙齿的早期矫治原则。

21. 骨性安氏Ⅱ类2分类牙齿的早期矫治原则。

22. 牙性安氏Ⅱ类2分类牙齿的生长后期矫治原则。

23. 骨性安氏Ⅱ类2分类牙齿的生长后期矫治原则。

【参考答案】

1. 深覆𬌗：是上下颌牙弓和（或）上下颌骨垂直向发育异常所致的错𬌗畸形，即前牙区牙及牙槽高度发育相对或绝对过度，和（或）后牙区牙及牙槽高度发育相对或绝对不足。

2. C 3. A 4. B 5. C 6. A 7. B 8. C 9. A 10. C 11. BC 12. ABCDE 13. BCDE 14. ABCDE 15. ACDE

16. 内倾 唇向 拥挤 远中 过大/深 呈反向曲线

17. 过高 发育不足 垂直或内倾 短 基本正常

18. 内倾　发育过度　发育不足　失调　小于　过长　短　逆时针旋转生长　远中

19. 短方面型，1/3 面下高度较短，下颌角小，咬肌发育好，下颌角区丰满。

20. 改正牙长轴，抑制上下切牙的生长，促进后牙及后牙槽的生长。

21. 纠正内倾的上前牙，解除闭锁𬌗，解除妨碍下颌骨发育的障碍，协调上下颌骨关系，刺激后牙及后牙槽的生长，抑制前牙及前牙槽的生长。

22. 纠正上切牙牙轴，整平 Spee 曲线。

23. 纠正上切牙牙轴，整平 Spee 曲线，协调上下颌骨间的关系。

第九节　开　𬌗

一、教学内容和目的要求

1. 教学内容

（1）开𬌗的定义。

（2）开𬌗形成的病因和机制。

（3）开𬌗矫治的原则及方法。

2. 目的要求

（1）掌握开𬌗的诊断和鉴别诊断。

（2）掌握开𬌗的病因及形成机制。

（3）掌握开𬌗的矫治原则及方法。

二、重点和难点

（1）开𬌗的病因。

（2）开𬌗的诊断和鉴别诊断。

（3）开𬌗不同生长期矫治原则及方法。

三、试题及参考答案

【名词解释】

1. 开𬌗

【A 型题】

2. Ⅱ度开𬌗是指上下切缘间的垂直距离分开

A. 2～3 mm　　　B. 2～4 mm　　　C. 2～5 mm

D. 3～5 mm　　　E. 2～5 mm

【X 型题】

3. 导致开𬌗的可能病因有

A. 吐舌习惯　　　B. 咬唇习惯　　　C. 末端磨牙萌出过度

D. 佝偻病　　　E. 颞下颌关节紊乱病

4. 骨性开𬌗的骨发育异常可能表现为

A. 下颌平面角大   B. 后、前面高比（S-Go/N-Me）大于62%

C. 下颌升支过短   D. 角前切迹明显

E. 颏唇沟深

【填空题】

5. 开𬌗主要是上下牙弓及颌骨_____发育异常，具体表现在前段_____、_____或颌骨_____，或后段_____，或二者兼而有之。

6. 矫治开𬌗的总体原则是_____，并根据_____，通过对前后段_____、_____及_____的调整，达到解除或改善开𬌗的目的。

【简答题】

7. 简述开𬌗形成的后天及环境因素。

8. 简述骨性开𬌗的颜面特征。

【参考答案】

1. 开𬌗：是指上下颌牙弓及颌骨在垂直方向上的发育异常，其临床表现是上下颌部分牙在牙尖交错位及下颌功能运动时在垂直方向上无接触。

2. D 3. ABCDE 4. ACD

5. 垂直向 牙 牙槽 发育不足 发育过度

6. 去除病因 开𬌗形成的机制 牙 牙槽 颌骨

7. 口腔不良习惯；后段磨牙位置异常；颞下颌关节紊乱；外伤

8. 长面型，面下1/3长，严重者呈长面综合征表现，可能伴有上下颌前牙及牙槽骨的代偿性增长；下颌升支短，下颌角大，角前切迹深，下颌平面陡，下颌呈顺时针旋转生长型；严重者伴有面部宽度减小；放松状态下，还可能伴有吐舌习惯。

（方 婕 李晓龙 经 典）

第十章　错殆畸形的多学科联合治疗

一、教学内容和目的要求

1. 教学内容

（1）唇腭裂与口腔正畸：唇腭裂的发病率及发病机制；唇腭裂的序列治疗。

（2）正畸正颌联合治疗：正畸正颌联合治疗的适应证；严重骨性畸形的诊断分析；正畸正颌联合治疗的治疗程序。

（3）口腔矫治器治疗阻塞性睡眠呼吸暂停低通气综合征：阻塞性睡眠呼吸暂停低通气综合征的概念、病因、临床表现、诊断依据、治疗原则和治疗方法。

（4）阻生牙的正畸治疗：阻生牙的发病率、发病机制、临床表现、诊断依据、治疗原则和治疗流程。

2. 目的要求

（1）掌握唇腭裂的序列治疗，熟悉唇腭裂术前矫形治疗及术后正畸治疗，了解唇腭裂畸形的病因。

（2）掌握正畸正颌联合治疗的适应证、严重骨性畸形的诊断分析，熟悉正畸正颌联合治疗的方案设计、术前正畸、颌间固定及殆板运用，了解常用的正颌手术。

（3）掌握阻塞性睡眠呼吸暂停低通气综合征的概念、临床表现、诊断依据，熟悉阻塞性睡眠呼吸暂停低通气综合征的治疗原则，了解阻塞性睡眠呼吸暂停低通气综合征的病因及常用治疗方法。

（4）掌握阻生牙的诊断依据及治疗原则，熟悉阻生牙的临床表现及治疗流程，了解阻生牙的发病率、发病机制。

二、重点和难点

1. 重点

（1）唇腭裂的序列治疗

唇腭裂畸形患者的治疗由多学科参与，在患者生长发育的不同阶段，按照一定的程序对患者鼻唇外形、牙颌面外形、口腔功能和心理缺陷进行涉及包括口腔颌面外科、整形外科、口腔正畸、儿童口腔、口腔修复、语音病理学、耳鼻咽喉学、儿科学和遗传学等的多学科协作系统治疗。

（2）正畸正颌联合治疗

1）适应证：严重骨性畸形。

2）诊断：上下颌骨在前后向、左右向、垂直向上发育过度或发育不足，或兼而有之。骨性畸形的机制直接影响手术和正畸治疗方案制定，因此明确诊断非常重要。可通过术前 X 线片、牙殆模型等确定颌骨畸形诊断。

3）治疗方案设计：在术前通过 X 线分析、模型外科等方式确定手术的方法，包括截骨的位置及截骨量，骨块的移动方向及移动量，以及术前正畸去代偿的量。

（3）口腔矫治器治疗阻塞性睡眠呼吸暂停低通气综合征

1）概念：以睡眠期间上气道反复阻塞为特征，引起呼吸暂停、低通气及睡眠紊乱，临床表现主要为睡眠打鼾、低氧血症及白天嗜睡等。

2）临床表现：睡眠打鼾、日间嗜睡、睡眠中异常表现、心脑血管系统并发症。儿童的阻塞性睡眠呼吸暂停低通气综合征临床表现还包括由于低通气造成的生长迟缓、注意力不集中，长期口呼吸导致的颅颌面发育异常。

3）诊断要点：睡眠打鼾、日间嗜睡病史。临床检查包括呼吸内科、耳鼻喉科和口腔专科检查。儿童患者应该结合是否伴腺样体、扁桃体肿大和是否有口呼吸习惯来诊断。多导睡眠图监测中呼吸暂停低通气指数（apnea and hypopnea index，AHI）为诊断重要手段，成人 AHI > 5 次/小时，儿童 AHI > 1 次/小时，氧减饱和≥4% 为诊断标准。X 线片定量分析上气道狭窄或阻塞部位。

（4）阻生牙的诊断依据及治疗原则

阻生牙的诊断需要结合乳牙未脱或乳牙脱落后继替恒牙未萌病史，临床检查可发现乳牙滞留、牙弓内间隙、缺牙部位扪及牙尖或切缘、骨异常膨隆等，影像学检查主要通过全景片初步检查，CBCT 确定阻生牙形态及阻生位置毗邻关系。阻生牙的治疗应结合牙弓间隙、牙弓形态、咬合情况、阻生牙自身发育情况、阻生牙牵引难度等决定保留或放弃阻生牙。对上颌唇侧倒置阻生的中切牙和尖牙应早期治疗以利其牙根发育。对于含牙囊肿导致的阻生牙也应该考虑尽早引流囊液并牵引阻生牙。

2. 难点

（1）唇腭裂序列治疗的内容

第一阶段为婴幼儿期治疗，一般在患者 2 岁前完成，主要包括术前鼻唇牙槽突矫形、唇裂修补术、腭裂修补术以及语音训练。术前鼻唇矫形治疗一般在患者出生后 5~7 天即可开始，主要治疗目的在于减轻畸形严重程度，帮助恢复吮吸进食功能，以降低手术难度并提高患者手术耐受。唇裂一期手术通常在鼻唇解剖特征发育明显即出生后 3~6 个月时完成。正常的腭咽闭合功能是语音发育的基础，因此通常在儿童语言发育前完成腭裂一期手术，一般为出生后 6~18 个月内。对于恢复了正常腭咽闭合功能但仍伴发音障碍的患者，通常在 3 岁左右进行语音发育评估并制定和开展个体化语音训练方案。第二阶段为术前正畸治疗。乳牙列期对前牙和后牙反𬌗进行早期矫治，解除下颌功能性移位。同时还应配合儿童口腔医生进行龋病预防性治疗和口腔卫生宣教。替牙列期可进行上颌前牵引及上扩弓治疗促进上颌骨发育。对伴有牙槽突裂的患者，可根据裂隙邻接处牙的牙根发育及萌出情况选择适当时机进行牙槽突裂植骨术恢复牙弓连续性，以利于牙根发育以及牙齿萌出。恒牙列期主要完成牙列排齐整平及建立良好的咬合关系。对于伴有严重骨性畸形的患者，可根据病情选择上颌骨牵引成骨或定期观察至患者生长发育完成后行正畸正颌联合治疗。

（2）正畸正颌联合治疗的治疗程序

一套完整的治疗程序包括全身情况评估、口腔综合治疗、术前正畸治疗、正颌手术治疗及术后正畸治疗。其中术前正畸治疗目的在于排齐整平上下颌牙列，去除切牙代偿，协调上下颌牙弓关系，解除正颌手术时移动颌骨可能存在的牙齿干扰，使正颌手术术后可以建立良好的咬合关系。常用的正颌手术包括上颌 Lefort Ⅰ 型截骨术、下颌升支矢状劈开截骨术、颏成形术等。术后正畸主要做颌间关系调整、牙列排齐整平、剩余间隙关闭等精细调整。

（3）阻塞性睡眠呼吸暂停低通气综合征的治疗原则

阻塞性睡眠呼吸暂停低通气综合征患者的治疗主要包括手术治疗与非手术治疗。手术治疗主要为消除或减轻上气道阻塞的各种异常解剖或病理因素，常用手术方法有鼻成形术、舌成形术、腭垂腭咽成形术等。儿童患者由于常伴腺样体、扁桃体肿大，也常用腺样体、扁桃体切除术等解除上气道阻塞。非手术治疗包括控制肥胖、限制烟酒等致病或危险因素，经鼻持续气道正压通气，以及采用上颌扩弓器、下颌前伸类口腔矫治器等口腔矫治器。一般认为口腔矫治器适用于单纯鼾症患者及轻、中度阻塞性睡眠呼吸暂停低通气综合征患者。

（4）正畸牵引阻生牙的治疗流程

扩展间隙、设计牵引路径、外科开窗、正畸弹力牵引、牵引到位后排齐整平牙列。其中阻生牙的牵引路径设计需要结合 CBCT 明确阻生牙在颌骨内三维方向位置及毗邻关系，并在牵引过程中时刻明确阻生牙在牙槽骨内移动情况，保证阻生牙在牵引过程中没有邻牙或皮质骨阻碍。在正畸弹力牵引阻生牙到位过程中，支抗设计很重要，通常可采用邻牙为支抗、组牙为支抗、整体牙弓为支抗、导杆式矫治器为支抗、种植支抗等。

三、试题及参考答案

【名词解释】

1. 术前牙槽突矫治（presurgical naso-alveolar molding，PNAM）
2. 可视目标分析技术（visual treatment objective，VTO）
3. 模型外科
4. 阻塞性睡眠呼吸暂停低通气综合征（obstructive sleep apnea and hypopnea syndrome，OSAHS）

【A 型题】

5. 中国人唇腭裂畸形的发病率

A. 4.88%　　　　　　　　　B. 3.12%　　　　　　　　　C. 5.78%

D. 1.62%　　　　　　　　　E. 0.05%

6. 对于表现出腭裂语音特征的患者，语音病理学家通常在以下哪个时间行初步语音评估

A. 出生后 6 个月左右　　　　B. 1 岁左右　　　　　　　C. 2 岁左右

D. 3 岁左右　　　　　　　　E. 4 岁左右

7. 正颌手术采用坚固内固定的患者，通常在以下哪个时间开始术后正畸治疗

A. 术后 1~2 周　　　　　　　B. 术后 2~3 周　　　　　　C. 术后 3~4 周

D. 术后 4~5 周　　　　　　　E. 术后 5~6 周

8. 最常见的阻生牙为

A. 上下颌第三磨牙　　　　　B. 上颌尖牙　　　　　　　C. 上颌切牙

D. 上下双尖牙　　　　　　　E. 下颌第二磨牙

【X 型题】

9. 唇腭裂患者可能的正畸治疗包括

A. 唇腭裂婴儿术前矫形治疗　　B. 乳牙反殆矫治　　　　　C. 前牵引矫形治疗

D. 系统的固定矫治器矫治　　　E. 正畸正颌外科联合治疗

10. 唇腭裂序列治疗涉及的学科包括

A. 口腔颌面外科　　　　　　B. 口腔正畸　　　　　　　C. 整形外科

D. 语音学　　　　　　　　　E. 心理学

11. 以下哪些情况可以考虑提前进行正畸正颌治疗

A. 生长发育不足的患者　　　　B. 先天畸形影响正常生长发育的患者

C. 上颌前突的患者　　　　　　D. 严重影响心理健康和社会行为的患者

E. 下颌发育过度的患者

12. 以下哪个矫治器可以用于 OSAHS 患者的治疗

A. 下颌前伸类口腔矫治器　　　B. 上颌扩弓矫治器　　　　C. 上颌殆垫式矫治器

D. 上颌前牵引矫治器　　　　　E. 上颌平面导板

13. OSAHS 患者 X 线上气道周围结构异常主要表现为

A. 下颌后缩，上颌位置基本正常　　B. 舌骨位置较低　　　　C. 软腭位低且长

D. 舌体大且舌位高　　　　　　E. 软腭与舌体重叠明显

【简答题】

14. 唇腭裂序列治疗是什么?

15. 唇腭裂序列治疗的内容与程序是什么?

16. 简述唇腭裂患者在婴幼儿期进行正畸矫治的必要性与矫治目标。

17. 正畸正颌联合治疗的程序是什么?

18. 正畸正颌联合治疗中的𬌗板作用是什么?

19. 简述 OSAHS 的临床表现及诊断要点。

20. 简述 OSAHS 的治疗原则。

21. 简述正畸牵引阻生牙的治疗程序。

【参考答案】

1. 唇腭裂患者术前佩戴用于矫治患者鼻、唇及牙槽突畸形,主要治疗目的在于使基骨弓两侧骨段靠拢,缩窄鼻唇裂隙宽度,延长裂隙侧鼻小柱,恢复鼻穹隆高度,为外科整形创造良好条件。由口内引导板及口外鼻托组成,通常在患者出生后 5~7 天即可开始佩戴。

2. 正畸正颌联合治疗手术前在 X 线头影描绘图上进行颌骨剪裁拼对模拟手术,以确定颌骨的移动方向及距离,预测手术后面部软组织关系,初步确定手术的部位及方法。

3. 正畸正颌联合治疗手术前按患者错𬌗畸形关系将患者上下颌石膏模型上𬌗架,按设计的手术移动上下颌模型位置,在此位置上确定获得良好牙列排列及咬合关系需要的牙移动,也就是术前正畸的要求。

4. 以睡眠期间上气道反复阻塞为特征,引起呼吸暂停、低通气及睡眠紊乱,临床表现主要为睡眠打鼾、低氧血症及白天嗜睡等。

5. D 6. D 7. C 8. A 9. ABCDE 10. ABCDE 11. ABD 12. AB 13. ABCDE

14. 唇腭裂畸形患者的治疗由多学科参与,在患者生长发育的不同阶段,按照一定的程序对患者鼻唇外形、牙颌面外形、口腔功能和心理缺陷进行涉及包括口腔颌面外科、整形外科、口腔正畸、儿童口腔、口腔修复、语音病理学、耳鼻咽喉学、儿科学和遗传学等的多学科协作系统治疗。

15. 第一阶段为婴幼儿期治疗,一般在患者 2 岁前完成,主要包括术前鼻唇牙槽突矫形、唇裂修补术、腭裂修补术以及语音训练。术前鼻唇矫形治疗一般在患者出生后 5~7 天即可开始,主要治疗目的在于减轻畸形严重程度,帮助恢复吮吸进食功能,以降低手术难度并提高患者手术耐受。唇裂一期手术通常在鼻唇解剖特征发育明显即出生后 3~6 个月时完成。正常的腭咽闭合功能是语音发育的基础,因此通常在儿童语言发育前完成腭裂一期手术,一般为出生后 6~18 个月内。对于恢复了正常腭咽闭合功能但仍伴发音障碍的患者,通常在 3 岁左右进行语音发育评估并制定和开展个体化语音训练方案。第二阶段为术后正畸治疗。乳牙列期对前牙和后牙反𬌗进行早期矫治,解除下颌功能性移位。同时还应配合儿童口腔医生进行龋病预防性治疗和口腔卫生宣教。替牙列期可进行上颌前牵引及上扩弓治疗促进上颌骨发育。对伴有牙槽突裂的患者,可根据裂隙邻接处牙的牙根发育及萌出情况选择适当时机进行牙槽突裂植骨术恢复牙弓连续性,以利于牙根发育以及牙齿萌出。恒牙列期主要完成牙列排齐整平及建立良好的咬合关系。对于伴有严重骨性畸形的患者,可根据病情选择上颌骨牵引成骨或定期观察至患者生长发育完成后行正畸正颌联合治疗。

16. 一是减轻畸形严重程度,通过使基骨弓两侧骨段靠拢,使骨段排列正常或更接近正常。缩窄鼻唇裂隙宽度,延长裂隙侧鼻小柱,恢复鼻穹隆高度,改善软组织异位与不足,为外科整复手术创造良好条件。二是通过机械封闭裂隙,帮助患者恢复吮吸进食,提高营养摄入,增强对手术耐受能力。

17. 一套完整的治疗程序包括全身情况评估、口腔综合治疗、术前正畸治疗、正颌手术治疗及术后正畸治疗。其中术前正畸治疗目的在于排齐整平上下颌牙列,去除切牙代偿,协调上下颌牙弓关系,解除正颌手术时移动颌骨可能存在的牙齿干扰,使正颌手术术后可以建立良好的咬合关系。常用的正颌手术包括上颌 Lefort Ⅰ型截骨术、下颌升支矢状劈开截骨术、颏成形术等。正颌手术中要使用𬌗板在手术中定位,并使用𬌗板及固定器来保持术后牙𬌗关系的稳定。术后正畸主要做颌间关系调整、牙列排齐整平、剩余间隙关闭等精细调整。

18. 术中定位及术后确定颌位，配合固定器及颌间弹性牵引恢复上下咬合。

19. 临床表现：睡眠打鼾、日间嗜睡、睡眠中异常表现、心脑血管系统并发症。儿童的阻塞性睡眠呼吸暂停低通气综合征临床表现还包括由于低通气造成的生长迟缓、注意力不集中，长期口呼吸导致的颅颌面发育异常。诊断要点：睡眠打鼾、日间嗜睡病史。临床检查包括呼吸内科、耳鼻喉科和口腔专科检查。儿童患者应该结合是否伴腺样体、扁桃体肿大和是否有口呼吸习惯来诊断。多导睡眠图监测中呼吸暂停低通气指数（apnea and hypopnea index，AHI）为诊断重要手段，成人 AHI > 5 次/小时，儿童 AHI > 1 次/小时，氧减饱和≥4% 为诊断标准。X 线片定量分析上气道狭窄或阻塞部位。

20. 阻塞性睡眠呼吸暂停通气综合征患者的治疗主要包括手术治疗与非手术治疗。手术治疗主要为消除或减轻上气道阻塞的各种异常解剖或病理因素，常用手术方法有鼻成形术、舌成形术、腭垂腭咽成形术等。儿童患者由于常伴腺样体、扁桃体肿大，也常用腺样体、扁桃体切除术等解除上气道阻塞。非手术治疗包括控制肥胖、限制烟酒等致病或危险因素，经鼻持续气道正压通气，以及采用上颌扩弓器、下颌前伸类口腔矫治器等口腔矫治器。一般认为口腔矫治器适用于单纯鼾症患者及轻、中度阻塞性睡眠呼吸暂停通气综合征患者。

21. 扩展间隙、设计牵引路径、外科开窗、正畸弹力牵引、牵引到位后排齐整平牙列。其中阻生牙的牵引路径设计需要结合 CBCT 明确阻生牙在颌骨内三维方向位置及毗邻关系，并在牵引过程中时刻明确阻生牙在牙槽骨内移动情况，保证阻生牙在牵引过程中没有邻牙或皮质骨阻碍。在正畸弹力牵引阻生牙到位过程中，支抗设计很重要，通常可采用邻牙为支抗、组牙为支抗、整体牙弓为支抗、导杆式矫治器为支抗、种植支抗等。

（简　繁）

第十一章　成年人正畸治疗

一、教学内容和目的要求

1. 教学内容

（1）成年人正畸治疗的特点、目标及矫治步骤。

（2）常见的成年人正畸矫治方式。

2. 目的要求

掌握成年人正畸治疗的特点、目标和矫治步骤，以及常用的矫治技术。

二、重点和难点

1. 重点

（1）成年人正畸治疗的生理特点、成年人正畸的特殊考虑。

（2）成年人正畸的目标和矫治步骤。

（3）成年人的辅助性正畸治疗。

（4）成年人牙周病与正畸治疗。

（5）成年人颞下颌关节紊乱病与正畸治疗。

2. 难点

（1）成年人辅助性正畸的内容。

（2）牙周病患者正畸治疗的步骤、特点和方法。

（3）颞下颌关节紊乱病患者进行正畸治疗的禁忌证、适应证和矫治原则。

三、试题及参考答案

【名词解释】

1. adjective orthodontic treatment

2. minor tooth movement，MTM

【A 型题】

3. 成年人正畸治疗的特点不包括

A. 口腔健康状况多样化　　　　　　B. 治疗方案上的考虑与青少年矫治常并无差异

C. 多已建立稳定的咬合和功能平衡　　D. 对正畸治疗的动机和治疗心态更复杂

E. 生长潜力有限，组织反应慢

4. 成年人辅助性正畸治疗的主要目标不包括

A. 有利于修复治疗　　　　　　B. 消除菌斑附着区　　　　　　C. 改善牙槽嵴外形

D. 达到完美的口腔功能和美观　　E. 建立良好的冠根比和使𬌗力沿牙长轴传导，从而促进牙周健康

5. 对于成年人开拓失牙间隙的正畸治疗，说法错误的是

A. 常采用螺旋弹簧

B. 可采用种植支抗

C. 滞留乳牙在矫治过程中可以尽量保存

D. 扩展间隙后，需关注间隙两侧牙的牙根平行度

E. 去除矫治器后，应带够足够长时间的保持器，使咬合稳定后，再行种植治疗

6. 对牙周病患者在正畸治疗中存在的风险，说法不正确的是

A. 矫治器可能对牙龈有不良刺激

B. 矫治器可能造成口腔清洁不到位，造成菌斑堆积，加重牙周组织炎症

C. 大小和方向不当的矫治力，可能造成牙槽骨裂、穿孔，牙松动甚至脱落

D. 中重度牙周炎患者一般牙周治疗后 1 个月再开始正畸治疗

E. 需定期进行牙周评价和牙周维护

7. 下列哪项正畸治疗不是成年人辅助性正畸治疗

A. 开拓失牙间隙　　　　　B. 竖直倾斜基牙　　　　　C. 压入伸长的对𬌗牙

D. 集中间隙修复缺牙　　　E. 种植支抗内收拔牙间隙，解决双牙弓前突

【X 型题】

8. 成年人正畸治疗的目标包括

A. 个体化的最佳关系　　　B. 前牙区美观和协调　　　C. 保障牙周的健康

D. 维护颞下颌关节功能　　E. 理想正常𬌗

9. 牙周病患者正畸治疗的原则

A. 全面系统考虑，多学科配合　　B. 充足的支抗　　　C. 策略性拔牙

D. 选择合适的矫治器　　　E. 正确应用矫治力

10. 成年人伴有颞下颌关节紊乱病的患者，正畸治疗的原则是

A. 去除病理性𬌗因素　　　B. 必要时使用矫形力

C. 慎用颌间牵引力　　　　D. 矫治后的𬌗必须能为颞下颌关节和咀嚼肌所适应

E. 选择合适的矫治力

11. 下述哪些牙周损伤的成年人不适合正畸治疗

A. 牙周袋深的牙周病患者

B. 牙周病治疗后，病损尚未得到控制

C. 牙周破坏累及根尖 1/3 或根分叉暴露

D. Ⅲ度松动牙

E. 牙根唇或舌侧牙槽骨很薄弱

12. 正畸治疗对牙周病的作用有

A. 排齐牙列，关闭牙齿扇形移位造成的间隙

B. 改善覆𬌗覆盖，形成良好协调的弓形

C. 有利于𬌗力平衡，有利于恢复正常的咀嚼功能刺激

D. 有利于牙齿生理自洁、菌斑控制和牙周健康维护

E. 竖直近中倾斜的后牙可消除牙近中的深骨下袋

13. 成年人伴有颞下颌关节紊乱病的患者，正畸治疗中应注意的问题包括

A. 避免出现新的𬌗干扰　　B. 去除后牙区错𬌗　　　C. 注意恢复咬合功能

D. 避免施力不当　　　　　E. 达到完美咬合和面型

14. 成年人正畸治疗前应注意

A. 排除非正畸治疗的全身性疾病, 如糖尿病、内分泌失调、传染病等

B. 检查不同阶段的牙周疾病及其相关危险因素

C. 诊断颞下颌关节是否存在功能失调

D. 较简单的辅助性正畸治疗不要求关节功能评估

E. 多学科联合治疗, 力争最佳的治疗效果

15. 牙周病的正畸治疗特点是

A. 不强调对称拔牙

B. 常用前牙平面导板解除创伤殆

C. 对牙周组织的牵张力应较大以诱导牙周组织的增生

D. 正畸治疗应多用小且易清洁的装置减少菌班的堆积

E. 口腔多学科的配合

16. 牙周病的正畸治疗中

A. 多用口外弓增加支抗

B. 对于牙槽骨吸收临床冠增长的患者, 常减其小冠根比

C. 治疗后常选用正位器作为保持器

D. 采用柔和的正畸力

E. 少用片段弓技术

17. 颞下颌关节紊乱的正畸治疗适应证

A. 关节存在一定器质性损伤, 但关节内环境处于稳定时期

B. 早期盘突失调, 关节治疗后, 盘突失调恢复正常

C. 严重的关节盘移位, 下颌运动受限

D. 有明显病理性殆因素的患者

E. 咀嚼肌功能紊乱, 关节无不可逆器质损伤

【填空题】

18. 成年人的牙槽骨多有吸收, 临床牙冠_____, 牙周膜的面积相对青少年_____, 故应选用_____力。

19. 牙周病正畸治疗后, 牙列排列整齐后, 有利于牙周健康的维护, 有利于_____控制并增强食物对牙龈的按摩作用。

20. 在不需改变后牙咬合仅要求排齐前牙解除咬合创伤的牙周正畸治疗患者, 多采用_____技术。

21. 修复前的正畸治疗包括: 开展失牙间隙、_____、_____、集中间隙、调整牙齿位置和改善前牙深覆殆, 伸长牙齿牙根等。

22. 压低前牙可采用多用途弓、_____, _____、_____; 升高后牙可采用_____和摇椅弓等。

23. 牙周病患者正畸治疗的前提是: 牙槽骨吸收不超过_____, 且必须在牙周病_____期, 牙周炎得到控制的条件下进行。

【简答题】

24. 简述成年人正畸治疗的特点。

25. 简述成年人正畸的目标。

26. 简述成年人正畸治疗的步骤。

27. 成年人为修复进行的辅助性正畸治疗主要包括哪些内容?

28. 简述牙周病患者正畸治疗原则。

29. 简述牙周病正畸治疗中的注意事项。

30. 简述颞下颌关节紊乱病患者正畸治疗原则。

31. 颞下颌关节紊乱病患者正畸矫治中应注意哪些问题?

32. 简述成年人正畸治疗压入伸长对𬌗牙的方法。

33. 简述正畸治疗对牙周病的治疗作用及可能的不良反应。

【参考答案】

1. 辅助性正畸治疗,即通过牙齿移动,为其他牙病的控制和恢复口腔功能的治疗提供更为有利的条件。这是一种限制性正畸治疗,主要适用于成年人个别牙错𬌗畸形的矫治,着重于𬌗的改善,主要目标为有利于修复治疗;消除菌斑附着区、改善牙槽嵴外形、建立良好的冠根比和使𬌗力沿牙长轴传导,从而促进牙周健康;改善口腔功能𬌗美观。

2. 小范围牙移动,指牙齿移动范围及距离较小、矫治目标单一、方法较简单的一类单纯牙性畸形的正畸治疗。在临床中,将牙列咬合关系基本正常,仅有个别牙或少数牙位置不正,且牙移动距离在2~3 mm以内的成年人正畸治疗患者,归入此类治疗范畴。其治疗内容,除包括修复前正畸治疗外,还包括成年人中个别牙错位、牙间隙等的矫治,以及作为牙周病、颞下颌关节病等辅助治疗的小范围内牙调整治疗等。

3. B　4. D　5. E　6. D　7. E　8. ABCD　9. ABCED　10. ACDE　11. BCDE　12. ABCDE　13. ABCD
14. ABCE　15. ABDE　16. BD　17. ABDE

【填空题】

18. 增长　减少　轻

19. 菌斑

20. 片段弓

21. 竖直倾斜基牙　压入伸长的对𬌗牙

22. 压低辅弓　J形钩　种植支抗　平面导板

23. 1/2　静止

24. ①成年人口腔健康状况多样性变化趋势;②成年人生长潜力有限,组织反应慢;③成年人多已建立稳定的咬合和功能平衡;④社会心理上,成年人对正畸治疗的动机和治疗心态更复杂;⑤成年人治疗方案的制定上有独特性。

25. ①个体化的最佳关系;②前牙区美观和协调;③保障牙周的健康;④维护颞下颌关节功能。

26. ①全面的检查分析和诊断;②龋齿、牙周病、颞下颌关节紊乱病等的治疗;③常规正畸治疗;④牙位稳定、牙周手术、牙修复等;⑤保持。

27. ①开拓失牙间隙;②竖直倾斜基牙;③压入伸长的对𬌗牙;④集中间隙修复缺牙;⑤改善前牙深覆𬌗;⑥调整牙位置;⑦伸长牙齿/牙根。

28. ①全面系统考虑,多学科配合;②充足的支抗;③策略性拔牙;④选择合适的矫治器;⑤正确应用矫治力。

29. ①正畸治疗中的口腔卫生;②获得正确的冠根比;③解除创伤𬌗,建立正中关系位;④灵活设计和应用弓丝;⑤选用片段弓技术;⑥关闭前牙扇形间隙,重建切导。

30. ①去除病理性𬌗因素;②选择合适的矫治力,慎用颌间牵引力;③矫治后的𬌗必须能为颞下颌关节和咀嚼肌所适应。

31. ①避免出现新的𬌗干扰;去除后牙区错𬌗;②注意恢复咬合功能;④避免施力不当。

32. ①直接用弹性主弓丝或设计水平曲;②游离端牙用长臂水平曲;③设计横腭杆,利用舌肌力量;④种植体支抗系统。

33. 作用：①通过排齐牙列，上颌前牙前突及扇形移位的矫治和间隙的关闭，以及将覆𬌗覆盖等矫治至正常，形成良好协调的弓形，可使牙齿的受力能正常传递至牙周，避免𬌗力不平衡，去除咬合创伤和𬌗干扰；②有利于恢复正常的咀嚼功能刺激；③有利于牙齿生理自洁、菌斑控制和牙周健康维护；④对于后牙向近中倾斜所形成的深骨下袋，通过正畸竖直后牙，可消除其近中深袋。

可能的副作用：①矫治器可能对牙龈有不良刺激；②矫治器可能造成口腔清洁不到位，造成菌斑堆积，加重牙周组织炎症；③大小和方向不当的矫治力，可能造成牙槽骨裂、穿孔，牙齿松动甚至脱落。

（何姝姝）

第十二章　种植体支抗在正畸临床的应用

一、教学内容和目的要求

1. 教学内容

（1）种植体支抗的原理。
（2）种植体支抗的种类。
（3）种植体支抗的临床应用。

2. 目的要求

掌握种植体支抗的原理、种类和临床应用及应用过程中的要点。

二、重点和难点

1. 重点

（1）种植体支抗的种类。
（2）种植体支抗的临床适应证。
（3）应用过程中的注意要点。

2. 难点

（1）种植钉支抗的分类及临床应用。
（2）种植体支抗的选择。
（3）种植体支抗应用中治疗计划的确定。

三、试题及参考答案

【名词解释】

1. osseointegration

2. miniscrew implant

3. implant anchorage

4. ortho implant

5. miniplate implant

6. prosthetic implant

7. anchorage

【A 型题】

8. 植入位置一般位于上下颌骨颊侧后牙根间区的种植体支抗为何种

A. 骨内种植体　　　　　　　　B. 钛板种植体　　　　　　　C. 磨牙后区种植体

D. 微螺钉种植体　　　　　　　　E. 种植牙

9. 骨内种植体支抗的植入部位多选择

A. 前牙区　　　　　　　　B. 磨牙后区　　　　　　　　C. 颧牙槽嵴

D. 颊棚区　　　　　　　　E. 腭中缝

10. 种植体支抗施加_____的力量为合适

A. 150 g　　　　　　　　B. 250 g　　　　　　　　C. 300 g

D. 350 g　　　　　　　　E. 400 g

11. 种植体支抗植入后一般加力大小不超过

A. 100 g　　　　　　　　B. 150 g　　　　　　　　C. 200 g

D. 250 g　　　　　　　　E. 300 g

12. 一位上颌前突患者需要最大限度地内收前牙以改善突度，请问该患者最适合使用何种支抗控制手段

A. 微螺钉种植体支抗　　　　　　B. 磨牙后区种植体支抗　　　　　　C. 无须控制支抗

D. Nance 弓　　　　　　　　E. 口外弓支抗

13. 下列叙述何者正确

A. 种植体支抗对依从性不好的患者无法取得良好效果

B. 磨牙后区种植体主要的植入方式为自攻

C. 骨内种植体支抗在植入后可以即刻受力

D. 钛板种植体大部分经由手术切口位于口腔内以承受矫治力

E. 种植牙支抗为应用最早的正畸支抗

14. 下列叙述何者错误

A. 使用种植钉支抗与镍钛拉簧内收前牙的患者，可以适当延长就诊间隔时间

B. 种植牙在植入后需要一个月骨整合期才能作为正畸支抗使用

C. 微螺钉种植体取出后创口不需缝合处理

D. 需强支抗内收前牙的患者在治疗开始时植入种植体

15. 微螺钉种植体固位的方式主要是

A. 部分骨整合　　　　　　B. 全部骨整合　　　　　　C. 机械固位

D. 化学结合　　　　　　　E. 物理结合

16. 通常种植体支抗植入后多长时间开始加力

A. 即刻　　　　　　　　B. 1 周内　　　　　　　　C. 1~2 周

D. 2~3 周　　　　　　　E. 3~4 周

17. 以下种植体支抗中，种植体大部分位于骨膜下的是

A. 微螺钉种植体　　　　　　B. 磨牙后区种植体　　　　　　C. 骨内种植体

D. 钛板　　　　　　　　E. 种植牙

18. 以下哪种说法正确

A. 种植体支抗是绝对不动的

B. 取出种植体支抗时需要打麻药

C. 磨牙后区的种植支抗可用于近中移动磨牙

D. 助攻型微螺钉种植体和自攻型微螺钉种植体临床效果不一样

19. 关于种植牙支抗说法不正确的是

A. 应用最早的正畸支抗

B. 只适用于有缺失牙并需要修复的成年病例

C. 种植体植入 3~6 个月后经二次手术，制作暂时修复体后才能用作正畸支抗

D. 种植牙支抗所用的种植体与修复缺失牙的种植体不一样

20. 以下说法不正确的是

A. 种植体支抗施加的力量不超过 300 g

B. 使用镍钛拉簧与后牙牙根之间的种植钉加力内收前牙时，可适当延长就诊间隔时间

C. 需要借助种植体加强后牙支抗，最大限度回收前牙的患者，在治疗开始时即植入种植体

D. 种植体支抗植入后可以即刻受力，也可以在 2~3 周后再加力

21. 以下说法正确的是

A. 应用种植体支抗后，后牙肯定不会发生支抗丧失

B. 种植体支抗在骨内的位置不会变化

C. 钛板种植体可承受较大的矫形力

D. 种植体支抗没有不良反应

22. 下列说法错误的是

A. 只要做好口腔清洁，种植体周围炎症就不会发生

B. 长期的口腔卫生不良会导致种植体周围炎症

C. 发生种植体周围炎症后需及时抗感染治疗

D. 发生种植体周围炎症后应嘱咐患者刷牙时避免撞击种植体

23. 以下属于绝对支抗的有

A. 横腭杆　　　　　　　　　B. Nance 弓　　　　　　　　　C. 种植钉

D. 舌弓　　　　　　　　　　E. 差动支抗

24. 最常见的正畸支抗材料是

A. 钛及钛合金　　　　　　　B. 不锈钢　　　　　　　　　　C. 镍钛合金

D. 镍铬合金　　　　　　　　E. 可吸收材料

25. 正畸种植支抗植入后一般多久加力

A. 即刻加力　　　　　　　　B. 1 周以内　　　　　　　　　C. 1~2 周

D. 2~3 周　　　　　　　　　E. 3~4 周

26. 正畸种植支抗植入后不注意口腔卫生，不会导致哪种并发症

A. 种植体折断　　　　　　　B. 种植体松动　　　　　　　　C. 种植体脱落

D. 种植体周围炎　　　　　　E. 以上都不会

【X 型题】

27. 下列哪些解剖位置可用于种植支抗植入

A. 颧牙槽嵴　　　　　　　　B. 上颌硬腭区　　　　　　　　C. 上颌前牙牙根之间

D. 上颌 5、6 牙根之间　　　 E. 磨牙后区

28. 下列何者为导致微螺钉种植支抗脱落的因素

A. 种植支抗承受的力量过大　 B. 种植支抗周围炎　　　　　　C. 口腔卫生差

D. 植入完成后未缝合软组织　 E. 长期刷牙时牙刷刷柄对种植体反复撞击

29. 下列关于种植体何者不正确

A. 种植体在骨内的位置不会变化

B. 种植体支抗一般于植入后 2~3 周后加力

C. 助攻法植入较自攻法易发生种植体尖端折断

D. 替牙期可使用种植体支抗

E. 种植体最常见的材料为不锈钢

口腔正畸学(修订版)

30. 正畸支抗完成任务后，需要二次手术取出的是
A. 微螺钉种植体
B. 骨内种植体
C. 钛板种植体
D. 种植牙支抗
E. 磨牙后区种植体

31. 以下种植体支抗分类中，属于按照组成材料分类的是
A. 钛合金
B. 不锈钢
C. 种植牙支抗
D. 钛板种植体
E. 微螺钉种植体支抗

32. 下列关于种植体支抗应用要点，描述不正确的是
A. 种植体支抗植入后可以即刻受力
B. 种植体支抗植入后通常 2~3 周才开始加力，目的是使种植体与骨更好结合
C. 力量一般以不超过 100 g 为宜
D. 种植体支抗植入术后一周内要密切注意患者的口腔卫生，之后不必过分关注
E. 应用种植体支抗及镍钛拉簧，可以适当延长就诊间隔时间

33. 种植体植入术后的患者，加强口腔卫生的方法有
A. 长期、大量、多次应用漱口液
B. 冲牙器清洁种植体周围区域
C. 冲洗针冲洗种植体周围区域
D. 使用小毛刷清洁种植体周围区域
E. 定期更换链状圈、结扎丝、镍钛拉簧等

34. 以下哪些是种植体支抗
A. 微螺钉支抗
B. 钛板种植体支抗
C. 套筒冠支抗
D. 种植牙支抗
E. Nance 托

35. 以下说法错误的是
A. 应用种植体支抗后，后牙肯定不会发生支抗丧失
B. 种植体支抗在骨内的位置不会变化
C. 钛板种植体可承受较大的矫形力
D. 钛板种植体需要植入 2~3 颗钛钉
E. 钛板种植体可以即刻受力

36. 下列说法正确的是
A. 考虑到患者舒适感，磨牙后区应选用较短的种植钉
B. 替牙期可于腭中缝植入种植钉
C. 钛板种植体支抗需要二次取出
D. 微螺钉种植体支抗理论上适用于所有需要支抗控制的病例
E. 加强双侧后牙支抗时，可以植入 1 颗或 2 颗种植钉

【简答题】

37. 种植体应用过程中的要点有哪些？
38. 简述种植支抗的分类。
39. 简述微螺钉种植体支抗适应证。
40. 如何预防种植体支抗周围炎？
41. 传统加强支抗的方式有哪些？有哪些优点和缺点？
42. 临床应用最广泛的种植体支抗是哪种？有哪些优点和缺点？

第十二章　种植体支抗在正畸临床的应用

【参考答案】

1. osseointegration：骨整合，指由钛及钛合金等材料构成的种植体，经过表面喷砂酸蚀处理，并通过手术植入骨内后，可与周围的骨组织形成紧密的物理及化学结合称为骨整合。

2. miniscrew implant：微螺钉种植体支抗，是应用最为广泛的一种种植体支抗，其骨内部分外形呈螺旋状，最常植入于后牙颊侧牙槽骨内，位于两邻牙牙根之间。种植体直径一般为 1~2 mm，长度 6~12 mm。植入方式有自攻和助攻两种。

3. implant anchorage：种植体支抗。指植入牙槽骨内，形成部分或者全部的骨整合，以承受矫治力，达到加强支抗的临时或永久的植入体，在牙槽骨中基本不发生移动，也不需要患者的配合。

4. ortho implant：骨内种植体支抗。骨内种植体是由纯钛制成，外形为圆柱形，表面呈螺纹状，经过酸蚀喷砂处理表面，包括种植体部分、颈部结构及上部基台三部分结构，植入位置多选择上颌硬腭区，可位于腭中缝区或者切牙孔后方腭中缝两侧。

5. miniplate implant：钛板种植体支抗。钛板种植体支抗由多枚钛螺钉固定于颊侧皮质骨上，种植体大部分位于骨膜下，仅有小部分经由手术切口暴露于口腔内以承受矫治力，固位较好，可以承受较大的矫形力。

6. prosthetic implant：种植牙支抗，即普通的用作修复缺失牙的种植体，植入于缺牙区的牙槽骨内作为支抗，种植体的选择由缺失牙的位置决定，正畸治疗结束后在种植体上部安装永久修复体以修复缺失牙。只适用于有缺失牙并需要修复的成年病例，种植体植入 3~6 个月后经二次手术，制作暂时修复体后才能用作正畸支抗。

7. anchorage 支抗：正畸矫治过程中，任何施加于矫治牙的力，必然同时产生一个方向相反、大小相同的反作用力，能抵抗该反作用力的结构被称为支抗，临床上常用牙作为支抗，也可以使用种植体支抗。

8. D　9. E　10. A　11. C　12. A　13. E　14. B　15. C　16. D　17. D　18. C　19. D　20. A　21. C　22. A　23. C　24. A　25. D　26. D　27. ABCDE　28. ABCE　29. ACE　30. BC　31. AB　32. BCD　33. BCDE　34. ABD　35. AB　36. CDE

37.（1）种植体支抗植入后可以即刻受力，但通常 2~3 周后才开始加力，目的是预防感染，并让软组织充分愈合。

（2）施力方式可以通过链状圈结扎丝或者镍钛拉簧。①在内收前牙的过程中应该严格掌握力量的大小。内收力量过大容易导致种植体脱落，也会导致肓前牙的舌倾，因此应适当增加前牙冠唇向转矩。②由于镍钛拉簧的力量持续稳定，应用种植体支抗及镍钛拉簧，可以适当延长就诊间隔时间。③对于那些需要借助种植体加强后牙支抗以最大限度回收前牙的患者，通常选择在治疗开始即植入种植体。

（3）在应用的过程中，应该密切关注患者的口腔卫生情况。①长期不良口腔卫生会导致种植体周围的炎症，最后导致种植体脱落。②术后 1 周软组织愈合的时间里，尤其应该加强口腔卫生的维护：应用漱口液；指导患者应用冲牙器或冲洗针清洁种植体周围区域，刷牙时小心避免刷柄对种植体的撞击。

38.（1）按照组成材料，分为纯钛、钛合金、不锈钢、可吸收材料。

（2）按照外形，分为钛板、微螺钉种植体支抗、种植牙支抗。

（3）按照植入部位，分为磨牙后区、颧牙槽嵴、颊侧、腭侧、前牙区、骨膜下种植体支抗等。

（4）按照植入方式，可以分为自攻、助攻种植体支抗。

39.（1）为改善面型，要求最大限度内收前牙的患者。应用种植体支抗，可以实现治疗过程中后牙矢状位置的稳定，使拔牙间隙全部为前牙内收所占据，从而最大限度地改善突度。

（2）需要压低牙齿的情况。①由于对颌牙的缺失，导致该牙的过长，给修复造成了巨大的困难。在需要压低牙齿的颊侧及腭侧植入微螺钉种植体，应用链状圈直接施加压入力，可以有效压低牙齿。②由于上下颌前牙过度萌出，导致唇齿关系不协调、露龈笑及前牙伸长导致深覆𬌗的患者，应用种植体支抗植入于上下颌前牙牙根之间，通过链状圈对前部弓丝直接施加压入力。

（3）不对称缺牙，导致中线控制困难的病例。如一侧缺失第一磨牙，对侧拔除第一前磨牙的患者，若应用传统手段，在关闭间隙的过程中需要长期挂用颌间牵引，才能保持中线居中；而应用种植体支抗，可以拉后牙向前，在间隙关闭的过程中不必担心中线问题。

（4）应用种植体支抗推磨牙向后，可以在前牙不动的情况下实现磨牙的远中移动，效率较高，使治疗进程更容易控制。

（5）其他：①下颌后牙阻生时，可以应用种植体支抗植入于升支将近中阻生的磨牙直立。②接受舌侧正畸的正颌手术患者可以利用植入于上下牙槽骨的种植体进行颌间牵引。

40.（1）在应用的过程中，应该密切关注患者的口腔卫生情况。

（2）种植体与拉簧连接的部分容易积存食物残渣，长期不良口腔卫生会导致种植体周围的炎症，最后导致种植体脱落，因此应嘱患者及时清理种植体支抗周围的食物残渣。

（3）在术后1周软组织愈合的时间里，尤其应该加强口腔卫生的维护。除了应用漱口液以外，还应指导患者应用冲牙器或冲洗针清洁种植体周围区域，在刷牙时应该小心避免刷柄对种植体的撞击。

41. 在传统的正畸治疗方案中，常采用口外弓、颌间牵引、横腭杆、Nance 弓、唇挡、舌弓等方法来加强支抗。

优点：①制作简单，操作简便，技术敏感性低。②安全，无侵入性操作，对患者没有创伤。③无须手术，患者接受度高。

缺点：①需要患者配合。口外弓、颌间牵引等方式患者可以自行取戴，因此需要患者的配合，只有对依从性好的患者才有良好的效果。②影响美观，如口外弓、J 形钩等口外装置。③增加不适。横腭杆、Nance 弓、唇挡、舌弓等装置体积较大，戴入后异物感较强，增加患者不适感。④不利于口腔功能正常行使，如横腭杆、Nance 弓等装置会影响患者发音，需要适应一段时间。⑤不利于口腔卫生维护。⑥仍难以避免支抗牙齿的少量移动。

42. 微螺钉种植体支抗是应用最广泛的一种。

优点：①操作简单，不需要复杂的手术。②体积小，舒适度高。③取出过程中创伤较小，不需局部麻醉。④可以植入较多部分，临床可根据不同需求选择相应植入部位和角度，适应证广泛。

缺点：①助攻式需要预先钻透坚硬骨皮质，对设备的依赖性较自攻式高。②自攻式在旋入过程中既要保持较大压力，又要严密控制旋入的方向，对医师操作有较高要求。③锐利的尖端容易变钝，甚至折断。④植入牙根之间时有触及牙根的风险。

（龙　虎）

第十三章　正畸治疗中的口腔健康教育和卫生保健

一、教学内容和目的要求

1. 教学内容

（1）正畸治疗中牙釉质脱矿的发病原因和临床表现。
（2）正畸治疗中牙周组织炎症的发病原因和临床表现。
（3）正畸治疗中口腔健康教育和卫生保健的主要内容。

2. 目的要求

（1）掌握正畸治疗中牙釉质脱矿和牙周组织炎症的发病原因及临床表现。
（2）熟悉口腔卫生健康教育和卫生保健的主要内容及实施方法，尤其是菌斑控制及氟化物的局部使用。

二、重点和难点

1. 重点

正畸治疗中牙釉质脱矿和牙周组织炎症的发病原因及临床表现。
（1）牙釉质脱矿的发病原因
1）菌斑滞留及口腔卫生情况不良。
2）唾液缓冲效果不好。
（2）牙釉质脱矿的临床表现
1）好发于上颌前牙，下颌尖牙及前磨牙，托槽周围及龈方。
2）形态不规则的白垩色斑状病损，可不同程度再矿化。
3）严重时形成龋损。
（3）牙周组织炎症的发病原因
1）菌斑滞留。
2）口腔卫生情况不良。
（4）牙周组织炎症的临床表现
1）后牙较前牙易发生且程度更重。
2）常表现为牙龈红肿，牙龈增生，探诊出血。
3）发展为牙周炎则出现牙槽骨吸收、附着丧失、牙齿松动度增大、牙龈退缩等。

2. 难点

正畸治疗中牙釉质脱矿和牙周组织炎症的临床表现。

三、试题及参考答案

【A 型题】

1. 正畸治疗中最常见的牙周组织损伤是

A. 牙槽骨吸收   B. 牙周袋   C. 牙龈退缩

D. 牙龈炎症   E. 牙齿松动

2. 正畸治疗中牙釉质脱矿最常见的牙位是

A. 上颌中切牙   B. 上颌侧切牙   C. 下颌尖牙

D. 下颌第一前磨牙   E. 下颌第二前磨牙

3. 在没有任何干预措施的情况下，正畸患者牙釉质脱矿的发病率是

A. 20%～30%   B. 45%～55%   C. 50%～60%

D. 60%～70%   E. 40%～50%

4. 正畸治疗中牙釉质脱矿最常见的表现是

A. 形态不规则的白垩色斑   B. 牙釉质表层剥离   C. 出现明显的龋损

D. 白垩色斑边缘模糊   E. 白垩色斑颜色变浅

5. 减少正畸治疗中牙釉质脱矿的关键是

A. 局部使用氟化物   B. 患者自身口腔卫生的维护   C. 规范正畸临床操作

D. 口腔卫生宣教   E. 早期处理脱矿病损

6. 正畸治疗中导致牙周组织炎症的直接原因是

A. 过大的矫治力   B. 𬌗创伤   C. 菌斑滞留

D. 黏接剂未完全清理   E. 细菌变化

7. 口腔卫生保健的主要内容不包括

A. 口腔卫生宣教   B. 正畸治疗前的准备工作   C. 菌斑的控制

D. 氟化物的局部使用   E. 规范正畸临床操作

【X 型题】

8. 正畸治疗中釉质脱矿的好发部位包括

A. 上颌前牙区   B. 下颌前牙区   C. 下颌尖牙区

D. 下颌前磨牙区   E. 上颌前磨牙区

9. 正畸治疗中釉质脱矿的病因包括

A. 脱矿与再矿化不平衡   B. 上颌前牙区不易被唾液缓冲   C. 唾液系统问题

D. 不良饮食习惯   E. 菌斑控制不佳

10. 正畸治疗中的釉质脱矿的病因包括

A. 脱矿与再矿化不平衡   B. 上颌前牙区不易被唾液缓冲   C. 唾液系统问题

D. 下颌前磨牙区   E. 上颌前磨牙区

11. 正畸治疗中的牙周组织炎症可表现为

A. 探诊出血   B. 牙龈增生   C. 附着丧失

D. 牙槽骨吸收   E. 牙龈红肿

12. 口腔健康教育的内容包括

A. 讲解保持口腔卫生的重要性   B. 介绍菌斑的危害   C. 指导正确的刷牙方法

D. 监控患者口腔卫生状况   E. 指导患者口腔卫生行为

13. 正畸治疗中菌斑控制的方法包括

A. 刷牙　　　　　　　　B. 专业清洁　　　　　　　C. 局部使用化学药物

D. 使用牙线和牙间隙刷　　E. 常规使用氯己定含漱液

【简答题】

14. 简述正畸治疗中釉质脱矿的病因及临床表现。

15. 简述正畸治疗中牙周组织损伤的病因及临床表现。

【参考答案】

1. D　2. B　3. C　4. A　5. B　6. C　7. A　8. ACD　9. ABCDE　10. ACE　11. ABCED　12. ABCDE

13. ABCD

14. 病因：①由于菌斑滞留及不良饮食习惯导致脱矿与再矿化平衡被打破，脱矿占优势，最终导致牙釉质脱矿。②上前牙远离大唾液腺开口，且进食时最先被酸性物质侵蚀。③患者唾液腺系统问题，如唾液分泌较少，黏稠。

临床表现：①牙齿的唇颊面上形态不规则的白垩色斑。②脱矿程度重时出现明显龋损。③托槽拆除后的白垩色斑随着一定程度的再矿化或牙釉质磨损可出现白垩色斑边缘模糊，颜色变浅。

15. 病因：菌斑滞留是牙周组织炎症的直接原因。固定矫治器的存在会影响牙齿的自洁，若患者口腔卫生不良就会出现牙龈炎症。

临床表现：①牙龈炎症，主要表现为牙龈红肿，探诊出血，有些患者可表现为牙龈增生。②若患者口腔卫生维护不佳，牙龈炎可进一步发展成牙周炎，导致附着丧失，表现为牙周袋探诊深度增加，牙槽骨吸收，牙齿松动度增大及牙龈退缩。

（陈建伟）

第十四章 保 持

一、教学内容和目的要求

1. 教学内容

(1) 保持的定义及原因。

(2) 保持器的种类。

(3) 常用保持器的设计原理。

(4) 各类常见牙颌畸形矫治后的保持。

(5) 复发的预防。

2. 目的要求

掌握矫治后复发的常见原因、预防方法以及常用保持器的设计和要求。

二、重点和难点

1. 重点

(1) 复发的常见原因

1) 牙齿矫治后有退回到原有位置的倾向。

2) 矫治后牙齿周围的骨骼及邻接组织的改建需要一定的时间。

3) 殆的平衡尚未建立。

4) 口腔不良习惯未破除。

5) 生长型及性别对矫治效果的影响。

6) 第三恒磨牙的萌出。

7) 超过牙颌正常限度的正畸治疗将导致疗效不稳。

(2) 影响保持的因素

1) 自然保持因素

a. 咬合关系和邻接关系。

b. 牙周软硬组织。

c. 口周肌功能的协调。

d. 去除错殆的病因。

e. 过度矫治。

f. 牙弓大小与基骨的关系。

g. 下颌尖牙的扩展。

h. 髁突与下颌位置。

2) 机械保持因素：矫治的最终目的是依靠自然保持来维持矫治所得的咬合关系，在自然保持形成前，绝大多数病例都有必要应用不同的机械性方法进行保持。

（3）复发的预防方法

1）错𬌗应进行过矫治：对错位严重且容易复发的牙颌畸形，在矫治过程中进行过度矫治是一种有效预防复发的手段。

2）生长发育期矫治，复发的可能性较小：早期诊断和早期治疗有利于矫治效果长期稳定的保持。最大限度地利用患者生长发育的潜力，可以减少过多的牙性代偿，提高治疗结果的稳定性。

3）牙周手术辅助：对于严重扭转牙，矫治后仅靠机械保持难以获得自然保持，需要对该牙进行牙颈部周围纤维切断，可减少保持时间并降低复发风险。

4）长期保持：对于畸形钉状侧切牙、上颌中切牙间隙等错𬌗畸形，临床上通常采用冠桥等固定修复或可摘局部义齿作为长期保持手段。

5）正颌外科：对于严重骨性错𬌗畸形，往往需要配合正颌外科手术进行治疗。对于这种情况，勉强采用单纯正畸治疗容易提高正畸后的复发风险。

6）消除错𬌗病因：对特定的错𬌗，去除病因不仅对错𬌗的发展起到阻断作用，而且有利于矫治后的稳定，避免再复发。

2. 难点

常用保持器的设计及要求。

三、试题及参考答案

【名词解释】

1. 自然保持（natural retention）
2. 机械保持（mechanical retention）

【A 型题】

3. 以下哪项不是矫治后需要进行保持的主要原因

A. 牙齿矫治后有退回到原来位置的倾向

B. 𬌗的平衡尚未建立

C. 矫治难度大，矫正周期长

D. 第三恒磨牙的萌出

4. 以下哪项不是影响自然保持的因素

A. 牙周软硬组织　　　　　　B. 口周肌功能的协调

C. 牙弓大小与基骨的关系　　D. 上下颌前牙的宽度

5. 以下哪项不是保持器应具备的条件

A. 尽可能不妨碍各个牙齿的正常生理功能

B. 可对咀嚼、发音等口腔功能有一定影响

C. 结构简单，容易摘戴，不易损坏

D. 容易调整

6. 以下哪项不是活动保持器

A. 标准 Hawley 保持器　　　B. 舌侧丝保持器

C. Begg 环绕式保持器　　　　D. 压膜保持器

7. 以下对于一般情况下正畸治疗后保持期限描述错误的是

A. 至少保持 2 年

B. 至少保持 3 年

C. 第一年需要全天佩戴保持器

D. 第二年开始根据患者具体情况酌情调整，逐步过渡到夜间戴用

8. 以下不属于复发后常规处理方法的是

A. 制作烤瓷冠排齐牙列

B. 重新矫治

C. 上颌 Hawley 保持器上设置弹簧和卡环来调整上颌牙齿唇舌向位置

D. 利用弹性保持器解决微量的牙列不齐

【简答题】

9. 主动正畸治疗后进行保持的原因是什么？

10. 自然保持主要包括哪些方式？

11. 保持器设计及制作的基本要求是什么？

12. 预防矫治后复发的主要方法是什么？

【参考答案】

1. 自然保持：利用自然力（口周肌力、咬合力等）来进行保持，而不再需要佩戴保持器的方法。

2. 机械保持：在未能达到充分的自然保持时，为了形成自然保持状态而应用机械保持装置的方法。

3. C　4. D　5. B　6. B　7. B　8. A

9. （1）肌动力平衡的最终改建尚未完成。

（2）牙周膜纤维张力未恢复平衡。

（3）殆的平衡尚未建立。

（4）口腔不良习惯未破除。

（5）生长型可能影响矫治效果。

（6）第三恒磨牙的萌出。

10. （1）肌功能保持。

（2）咬合关系及邻牙接触保持。

（3）依靠牙周软硬组织保持。

11. （1）尽可能不妨碍各个牙齿的正常生理性活动。

（2）不能影响生长发育期患者殆、颌、面的进一步生长、发育。

（3）不妨碍咀嚼、发音、下颌运动等口腔功能的行使和发育。

（4）不影响美观，容易摘戴。

（5）便于清洁，不易引起牙体或牙周疾病。

（6）结构简单，不易损坏。

（7）容易调整和进行重新制作。

12. （1）牙齿过度矫治。

（2）早期治疗。

（3）牙周手术辅助。

（4）长期保持。

（5）行正颌外科手术。

（6）破除口腔不良习惯。

（易俭如）

第十五章　模拟考题

模拟考题（一）

一、名词解释（每题5分，共20分）

1. 支抗
2. center of resistance
3. 殆重建
4. FH 平面

二、单项选择题（每题5分，共20分）

1. 口呼吸习惯可能导致的颅颌面发育异常不包括
A. 上颌牙弓狭窄　　　　　　　B. 下颌后下旋
C. 偏颌　　　　　　　　　　　D. 牙列拥挤

2. 下列关于整体移动（平移）的说法错误的是
A. 当作用力通过牙齿的旋转中心时，牙齿可产生整体移动
B. M/F＝10 可实现整体移动
C. 整体移动时，冠根同时同向等距离移动
D. 只有使用特定的矫治器才能使牙产生整体移动

3. 临床检查发现患者右侧上颌第一磨牙近中颊尖正对下颌第一磨牙远中颊尖，左侧上颌第一磨牙近中颊尖正对下颌第一磨牙中央沟，该患者的临床诊断为
A. 安氏Ⅲ类亚类　　　　　　　B. 安氏Ⅰ类
C. 安氏Ⅱ类　　　　　　　　　D. 安氏Ⅱ类亚类

4. 患者，女，13岁，恒牙列，上下颌第二磨牙已萌出，无缺失牙；12，22 为过小牙，其余牙形态大小基本正常。该患者行正畸治疗可能出现的情况是
A. 因 Bolton 指数偏小，正畸治疗结束时，12，22 牙近远中可能残留间隙
B. 因 Bolton 指数偏大，正畸治疗结束时，12，22 牙近远中可能残留间隙
C. 因 Bolton 指数偏小，正畸治疗结束时，前牙覆殆覆盖较深
D. 因 Bolton 指数偏大，正畸治疗结束时，前牙覆殆覆盖较深

三、简答题（每题10分，共40分）

1. 暂时性错殆的主要表现是什么？
2. 请简述牙列拥挤的病因。
3. 矫治后复发的可能因素有哪些？
4. 试述颜貌分析的要求及常用指标。

四、论述题（20分）

有人说，医生了解患者的生长发育状况就像司机有了一张陌生城市的地图。请阐述你对这句话的见解。

【参考答案】

一、名词解释

1. 支抗：正畸矫治过程中，任何作用于牙使其移动的力必然同时产生一个大小相同，方向相反的力，而支持这种矫治力的反作用力的组织（牙/骨）或装置称为支抗。

2. center of resistance：阻抗中心，当力作用于一物体时，该物体周围约束其运动的阻力的简化中心，称为阻抗中心。在自由空间中物体的阻抗中心就是其质心，在重力场中阻抗中心就是重心。牙的阻抗中心取决于牙齿周围约束的组织。

3. 𬌗重建：根据设计方案，从矢状、垂直和横向三维设计下颌的新位置，并用咬合蜡完成𬌗位记录，然后将牙模通过𬌗位记录转移至𬌗架，在这一新的颌骨位置关系上制作矫治器的过程叫作𬌗重建。

4. FH平面：眶耳平面，由耳点和眶点的连线组成，指颅骨上从左右眶下缘最低点至左右外耳道上缘最高点的连线所形成平面。此平面也常作为颅面分界，大多数人在自然头位时该平面与地面平行。

二、单项选择题

1. C 2. A 3. A 4. B

三、简答题

1. （1）上颌中切牙间隙：由于侧切牙牙胚萌出时挤压中切牙牙根所致。

（2）上颌侧切牙萌出时牙冠远中倾斜：上颌尖牙牙胚压迫侧切牙牙根。

（3）恒切牙萌出时出现轻度拥挤：因恒牙较乳牙大，随颌骨的增大和替牙间隙的利用可自行调整。

（4）上下颌第一恒磨牙建𬌗初期为尖对尖𬌗关系：当乳磨牙与前磨牙替换后，利用上下颌替牙间隙之差可调整为中性关系。

（5）上下颌切牙萌出早期出现前牙深覆𬌗：当第二恒磨牙生长及前磨牙建𬌗时，后牙牙槽骨高度有所增加，可自行解除。

2. 造成牙列拥挤的原因为牙量骨量不调，牙量（牙齿总宽度）相对大，骨量（齿槽弓总长度）相对小，牙弓长度不足以容纳牙弓上的所有牙。牙量骨量不调受遗传与环境两方面的影响。

（1）人类演化过程中咀嚼器官表现出退化减弱的趋势。咀嚼器官的减弱以肌肉最快，骨骼次之，牙齿最慢，这种不平衡的退化构成了人类牙齿拥挤的种族演化背景。

（2）牙齿的数目、大小、形成受遗传较强的控制，颌骨的大小、位置、形态在一定程度上也受遗传的影响。过大牙、多生牙以及一些因颌骨发育不足造成的牙列拥挤与遗传因素有明显的关系。

（3）环境因素：①乳牙早失，特别是第二乳磨牙早失，将造成牙弓长度的减小，恒牙萌出时因间隙不足而发生拥挤。②乳牙滞留占据牙弓位置，后继恒牙不得不错位萌出而呈现拥挤。③一些口腔不良习惯也可造成牙弓拥挤，如咬下唇可造成下前牙舌倾、拥挤。④乳牙的邻面龋坏，引起牙弓长度减小。⑤乳恒牙替换顺序异常。⑥唇腭裂。

3. （1）肌动力平衡的最终改建尚未完成。在错𬌗畸形的形成过程中，形成了与畸形相适应的动力平衡；畸形形态的矫治完成往往先于功能和动力的改造，故畸形形态矫治完成后，旧的动力平衡的影响导致畸形的复发。

（2）牙周膜纤维张力未恢复平衡。牙周组织的改建对牙的稳定和牙保持在平衡的位置都是很重要的，在牙龈结缔组织纤维和牙周膜纤维的张力建立起新的平衡前，牙不能稳定于新的位置。

（3）𬌗的平衡尚未建立。牙的咬合关系是决定矫治后牙的新位置稳定性的最强有力的因素。矫治后，改变了上下牙、牙弓、颌骨的位置，建立新的𬌗关系未经𬌗调整达到平衡前，错𬌗有复发的趋势。

（4）口腔不良习惯未破除。不良习惯与建立畸形的肌肉动力平衡有关，造成畸形的不良习惯不破除，易造成畸形复发。

（5）生长型可能影响矫治效果。矫治后患者的颌骨仍按照原来的方式生长发育，这种生长型的延续也是复发的原因。

（6）第三磨牙的萌出。上颌前突、下颌前突、前牙拥挤等错𬌗畸形，经矫治保持后，当第三磨牙发育萌出时，尤其是在前倾和水平阻生时，有向前推压之力，可能引起复发。

4.（1）正面观：①面型（三停）：根据面下 1/3 的长度分为长面型、均面型和短面型。②对称性：以通过眉间中心与地面垂直的线为中线，观察眼、鼻、口角、颏、下颌及颧骨是否对称。③比例（五眼）：观察面部五官的比例是否协调。④唇齿关系：观察患者能否正常闭唇，是否有开唇露齿现象。正常情况下，上唇缘与切牙切缘下 1~2 mm 平齐。⑤笑线及上切牙暴露量：正常情况下，微笑时上切牙暴露颈缘或至颈 1/3；下切牙暴露切 1/2；上切牙切缘弧形与下唇弧形一致。

（2）侧貌观：①面型，凸面型、直面型、凹面型。②审美平面（E 线），鼻尖与颏前点的连线。③鼻唇角，鼻下点与鼻小柱及上唇突点连线构成的角。④颏唇沟，口裂与颏下之平分线处，形成凹陷状的小沟。⑤下颌角。

四、论述题

该观点充分说明颅颌面发育和全身发育对矫治的重要性。了解患者的生长发育状况对于矫治时机的确定，矫治方法、矫治方案和保持方法的制定，选择适应证和预后的判断都有十分重要的意义。了解生长发育一方面要判断生长发育阶段，是处于生长发育高峰期前、后，还是生长发育高峰期；另一方面要正确判断颌面部的生长型以及颌面部各部分生长发育的缓慢期、高峰期、骨缝闭合时间、相互间的比例变化，以及与全身生长发育的关系。正如地图指导司机驾驶方向，生长发育指导正畸临床治疗。

（1）正确判断生长发育阶段对正畸治疗具有重要意义。

1）颌面部生长发育与全身情况基本一致，这是以全身生长发育指导颌面部生长发育的基础。

2）年龄不应作为判断生长发育的标准，应以牙龄、骨龄、性发育状况、智龄等作为基础，其中骨龄等相关性较大且方便评估。手腕片和颈椎形态可较准确地确定生长发育状况，女性月经初潮表示生长发育高峰期已过。

3）人体的生长发育有高峰期、快速期、缓慢期和停滞期。不同时期有不同的矫治方法，不同的错𬌗应在不同的时期矫治。①矫治时机：骨性畸形可以在青春发育高峰期及青春发育高峰期前进行，可通过抑制或促进颌骨发育达到矫治骨型畸形的目的。牙性畸形一般在恒牙𬌗时行单纯正畸治疗，疗效受青春发育高峰期影响较小。严重骨性畸形需采用正畸正颌联合治疗，应在生长发育停滞期进行。②矫治方法：青春生长高峰期及青春发育高峰前期可进行矫形治疗，高峰期后进行单纯正畸及轻度骨型畸形的掩饰性治疗，停滞期行正畸正颌联合治疗。③预后：生长发育停滞期进行矫治易复发，保持时间长；生长高峰期进行的正畸治疗预后好，保持时间较短。

（2）正确判断生长型对正畸治疗有重要作用。生长型反映身体各部分在生长发育过程中的空间比例变化。生长型可通过 Y 轴角、前后面高比、下面高与全面高比、下颌平面角等判断。面部生长型在垂直方向可分为垂直生长型、平均生长型和水平生长型。对正畸的指导作用有：①异常的生长型要早期矫治。②矫治方法的差异：垂直生长型的高角患者，更倾向于拔牙；水平生长型的低角患者拔牙更慎重。③矫治预后：异常的生长型预后较差。

（3）了解各部分的生长发育特点，乳恒牙的替换情况、替换顺序，替牙过程中暂时性错𬌗等方面的生长发育对正畸治疗都有重要意义。

模拟考题（二）

一、名词解释（每题 5 分，共 20 分）

1. 潜行性骨吸收

2. 切牙债务

3. 深覆𬌗

4. Y 轴角

二、单项选择题（每题5分，共20分）

1. 患者，女，18岁，主诉地包天求治，临床检查为恒牙列，双侧磨牙完全近中关系，16-26反𬌗，前牙反覆𬌗约3 mm，凹面型，下颌不能后退至切对切。头影测量分析示 ANB = -4°。对于该患者合理的诊断和治疗方案是

A. 骨性Ⅰ类，安氏Ⅰ类，反𬌗；单纯正畸治疗

B. 骨性Ⅱ类，安氏Ⅱ类，反𬌗；正畸正颌联合治疗

C. 骨性Ⅲ类，安氏Ⅲ类，反𬌗；单纯正畸治疗

D. 骨性Ⅲ类，安氏Ⅲ类，反𬌗；正畸正颌联合治疗

2. 早期矫治的适应证不包括

A. 功能性反𬌗　　　　　　　B. 个别上前牙反𬌗

C. 个别下前牙拥挤　　　　　D. 下颌后缩

3. 关于拔牙矫治，以下说法不正确的是

A. 基于患牙优先原则，对于需行根管治疗的第一磨牙均应优先考虑拔除

B. 基于拔牙保守原则，能不拔牙的临界病例尽量不拔牙

C. 基于左右对称原则，除非原有牙弓已出现明显不对称，一般主张对称拔牙

D. 基于上下协调原则，多数情况下一个牙弓拔牙后，对颌牙弓也需要拔牙。

4. 患者，女，10岁，主诉嘴凸，临床检查为替牙列，双侧磨牙远中关系，前牙深覆𬌗深覆盖Ⅲ度，凸面型，下颌后缩；头影测量分析示 ANB = 6°，MP-FH = 39°，颈椎形态显示该患者处于生长发育高峰期前。对该患者合理的方案是

A. 2*4矫治　　　　　　　　B. 替牙完成后行单纯正畸治疗

C. 成年后行正畸正颌联合治疗　　D. 功能矫形治疗，前导下颌

三、简答题（每题10分，共40分）

1. 请简述正常𬌗的六个关键。

2. 请简述功能矫治器的作用机制。

3. 请简述生长发育高峰期的判断指标。

4. 试述正畸治疗的目标。

四、论述题（20分）

试述颅面代偿性生长机制及其临床意义？

【参考答案】

一、名词解释

1. 潜行性骨吸收：在压力侧牙槽骨部分区域出现透明样变，在相对于透明样变区内的骨质和透明样变周围的骨质中出现大量破骨细胞、骨质吸收，这种骨质吸收的方式称为潜行性骨吸收。

2. 切牙债务：恒前牙一般比相应的乳前牙大，其相差的量称为切牙债务。切牙债务可通过乳牙间适当的牙间隙，恒切牙萌出时更偏唇侧，尖牙间宽度增加，前磨牙萌出时较乳牙偏颊侧以及替牙间隙的调节作用得以调节。

3. 深覆𬌗：指上下颌牙弓和（或）上下颌骨垂直向发育异常所致错𬌗畸形，即前牙区牙/牙槽高度发育相对或绝对过度，和（或）后牙区牙及牙槽高度发育相对或绝对不足。根据形成深覆𬌗的形成机制，可分为牙性深覆𬌗和骨性深覆𬌗。临床上表现为上颌前牙牙冠覆盖下颌前牙牙冠唇面1/3以上，或下颌前牙

切缘咬合于上颌前牙牙冠舌面切 1/3 以上。

4. Y轴角：蝶鞍中心与颏顶点连线（SGn）与眶耳平面（FH）相交的下前角，此角亦反映颏部的突度；此角越小则表示颏部越突，反之则表示颏部越缩。Y轴同时代表面部的生长发育方向。

二、单项选择题

1. D　2. C　3. A　4. D

三、简答题

1. （1）咬合关系良好：上颌第一磨牙近中颊尖位于下颌第一磨牙近中颊沟，上颌第一磨牙远中边缘嵴咬合于下颌第二磨牙近中边缘嵴，上颌第一磨牙近中腭尖咬合于下颌第一磨牙中央窝；上颌尖牙咬合于下颌尖牙与第一前磨牙之间；上前牙覆盖下前牙唇面切 1/3。

（2）全口牙齿均有正常近远中倾斜度。

（3）全口牙齿均有正常的唇（颊）舌向倾斜度。

（4）牙弓内无旋转牙。

（5）牙列无间隙。

（6）上下颌牙弓有正常的横、纵𬌗曲线。

2. 功能矫治器对肌，牙齿和牙槽及颌骨作用不同。

（1）肌：在功能矫治中，颌骨的强迫性移位改变了口面肌对牙齿和骨骼所施力的大小、方向和作用时间，使口面区域的神经肌肉环境有利于𬌗发育和颅面生长。如通过对提下颌肌、舌肌、口唇肌的训练，改变其位置和活动，达到矫治目的。

（2）牙齿和牙槽：功能矫治器可以选择性地控制牙齿的垂直高度，矫治深覆𬌗或开𬌗，建立Ⅱ类或Ⅲ类磨牙关系。同时，还可以引导其在近远中方向，颊舌向做少量的移动。

（3）颅面骨骼：已有动物实验证明，改变下颌的位置能产生明显的骨骼改变，包括髁突生长量，生长方向及时间的改变，颞下颌关节基部的适应性改变及附着处的骨改变等。

3. （1）身高和体重的生长情况。

（2）第二性征发育情况，月经初潮表明女孩生长发育高峰期已过。

（3）手腕X线片检查：以手腕X线片上指骨骺钙化程度和某些骨的出现，作为判断全身发育和颅面发育的指标。Grave判断指标的国内研究结果表明，女孩 11 ～ 13 岁，男孩 14 ～ 15 岁进入生长发育高峰期；Hagg研究表明，中指中间指骨的骨骺钙化为FG阶段，是功能矫形开始的最适期。

（4）颈椎X线片：利用头侧位片观察颈椎形态，包括椎体的整体形状（由薄而水平向矩形渐变至厚而垂直向矩形）、椎体上面（由斜面渐变至水平）、椎体底面（由水平渐变至凹陷），并进行分期。

4. （1）正畸治疗的目标：美观，功能，平衡，稳定。

（2）美观上，恢复正常的牙齿排列颌面协调，美观。

（3）功能上，正畸治疗要求达到良好咬合关系，达到个别正常𬌗的要求，咀嚼、发音、吞咽和呼吸功能良好。

（4）平衡上，牙体牙周组织健康，口周肌肉及软组织协调，TMJ处于健康状态。

（5）稳定上，牙排列于正常位置，牙弓内外肌力平衡，不易复发。

四、论述题

（1）代偿性生长是在正常生长或病理情况下，机体的一种本能反应。代偿性生长也是颅面生长发育的一种重要机制特征。颅面颌骨的代偿性生长失调则形成错𬌗畸形。

（2）面部结构由各种不同大小形态的单元部分组合而成。在大多数个体中，由于结构上的Ⅱ类或Ⅲ类面型因素经代偿性协调而抵消以致平衡，结果呈现出正常或Ⅰ类面型，或改为趋于Ⅱ类或Ⅲ类面型。实际上，在颅面结构组合中，包含着形成Ⅱ、Ⅲ类面型的局部特征的混合。从此意义上看，一个和Ⅱ、Ⅲ类面型完全不同而独立完整的Ⅰ类面型是不存在的。

（3）在骨骼代偿性生长的同时，为维持正常的咀嚼功能和𬌗关系，牙齿常常发生倾斜以代偿骨骼生长失调。例如骨性Ⅲ类错𬌗畸形、上前牙唇向倾斜、下前牙舌向代偿倾斜。由于颌骨的代偿性生长错综复杂，致使临床上常见"𬌗型与面型（或骨型）不相一致"。这也是代偿性生长变化和颅面结构组合多样性的综合结果。

（4）我们临床治疗主要针对牙槽代偿，有些时候临床要去除代偿，有些时候要利用代偿。如正颌外科术前正畸的原则之一就是去除牙代偿，使牙齿直立于牙槽的正确位置上，以利于手术后建立正常的𬌗关系；而针对轻度骨性错𬌗，选择治疗方案的时候，会有意识地利用牙槽代偿骨骼畸形，如骨性Ⅱ类错𬌗畸形，治疗结束后上前牙腭向倾斜，下前牙唇向倾斜。

（王　艳）